AF609530

SUR

LES BAINS ET LES ENVIRONS DE NIEDERBRONN,

PAR

LE DOCTEUR KLEIN.

STRASBOURG,

TYPOGRAPHIE DE L.-F. LE ROUX, RUE DES HALLEBARDES, 34.

1862.

NOTICE SUR LES BAINS ET LES ENVIRONS DE NIEDERBRONN.

Niederbronn.

La ville de Niederbronn est située dans la partie nord du Bas-Rhin, au pied des Vosges qui séparent l'Alsace de la Lorraine. Elle est le chef-lieu d'un canton, a une population de trois mille âmes, se trouve sur la route de Haguenau à Bitche, à vingt et un kilomètres de Haguenau, à vingt-trois de Bitche et à quarante-neuf de Strasbourg.

Elle possède un établissement de bains très-renommé, fréquenté annuellement par deux mille quatre cents à deux mille six cents visiteurs; elle est en outre le siége de l'administration centrale des importants établissements métallurgiques connus sous le nom de *Forges du Bas-Rhin*.

Ces bains étaient déjà connus des Romains ; les deux bassins qu'on voit sur la promenade ont été creusés par eux. Ils devaient jouir à cette époque d'une grande renommée, vu les restes d'antiquités qu'on a retrouvés. La ville s'appelait *Taberna Vassiövana* (la ville des Vosges) ; c'était une station où aboutissait une voie romaine venant de Brumath, passant par Mertzwiller. On en a retrouvé les traces et découvert en même temps une quantité considérable de vases funéraires en terre cuite pendant qu'on exécuta les travaux du chemin de fer entre Reichshoffen et Uttenhoffen.

Détruite au cinquième siècle, lors de l'invasion des barbares, la ville fut relevée de ses ruines, en 1592, par le comte Philippe de Hanau, par reconnaissance de ce que ses eaux l'avaient guéri de la goutte.

Elle eut, vers la fin du siècle dernier, quelques moments de splendeur par les efforts que fit la famille de Dietrich pour relever son établissement de bains ; mais la Révolution empêcha les résultats qu'on était en droit d'en attendre. Après les guerres du premier empire, l'établissement de Niederbronn devint de nouveau l'objet de la sollicitude de protecteurs éclairés ; on y fit d'importantes améliorations, il vit sa réputation s'accroître, et depuis une vingtaine d'années surtout prendre plus d'importance.

La source jaillit du grand bassin et fournit deux cent vingt et un litres d'eau par minute ; elle s'élève dans une pyramide creuse de près de trente pieds de hauteur que ce même comte Philippe de Hanau fit poser en 1592 pour isoler la source de l'eau du bassin, qui est trouble et impropre à l'usage interne.

L'eau des bassins est louche et jaunâtre ; elle est employée aux usages externes. Des conduits l'amènent dans plusieurs puits placés aux extrémités de la promenade d'où on la puise pour les bains ; le surplus s'écoule dans le ruisseau le Falkenstein.

La température de la source est de 18°,1 et ne varie jamais ni en été ni en hiver.

Cette eau minérale est diurétique et légèrement purgative ; elle contient des sels de soude, de magnésie, de chaux, de fer, de brôme, etc. Elle est principalement employée dans les maladies de l'estomac, des intestins, du foie, les congestions cérébrales, l'obésité, les maladies de femme, la goutte, les rhumatismes, l'hypochondrie, etc.[1]

On a trouvé à deux reprises un grand nombre de médailles romaines dans ces bassins, en 1592 et 1825. En creusant les fondements des écoles catholiques, en 1847, on découvrit une étuve, des tuyaux de plomb, un fort beau pavé, datant de l'époque romaine.

Parmi les principaux édifices on remarque la belle maison d'habitation de la famille de Dietrich, un véritable château, et le jardin y attenant, le Wauxhall, le promenoir couvert et l'élégant pavillon qui recouvre la source, le couvent, l'hôtel du Lion-d'Or, de la Chaîne, etc. Les baigneurs trouvent dans ces hôtels tout le confortable voulu ; beaucoup de maisons particulières leur offrent également des logements.

C'est un de ces bains où on trouve le calme et la tranquillité qui font tant de bien

[1] Voir pour la partie médicale la brochure du docteur Kuhn et celle du docteur Klein.

aux malades. Ceux qui aiment le monde et les plaisirs ont la ressource des bals, spectacles et concerts qui s'y donnent pendant la saison. Les montagnes et les vallées des environs offrent de charmantes promenades; ces montagnes sont disposées d'une manière très-pittoresque; tantôt ce sont des mamelons reliés les uns aux autres, tantôt ce sont des cônes isolés. La vallée de Niederbronn est très-étroite; à dater de Reichshoffen, elle se rétrécit de plus en plus, de sorte que Niederbronn est resserré entre deux collines : devant soi s'étend la chaîne des Vosges comme si elle voulait fermer hermétiquement la route au voyageur.

Les sommets de presque toutes ces montagnes sont couverts de roches coniques qui sortent leur tête des pins et des hêtres qui les environnent; on les voit surtout en allant à Bærenthal, à Dambach. Les plus élevés et les plus isolés furent choisis par les chevaliers féodaux pour s'y fortifier; c'est que le plus souvent ils étaient en guerre avec leurs voisins et avaient besoin de retraites assurées et bien fortifiées. Mais chaque année détache quelque pierre de ces murailles élevées avec tant de peine, et bientôt il ne restera de ces orgueilleuses tours que des débris et plus tard à peine leur nom.

Niederbronn possède dans l'intérieur et autour de la ville de belles promenades; des chemins habilement ménagés permettent d'arriver sans trop de fatigue au haut des montagnes. Les promenades les plus belles sont : la promenade du Herrenberg, à l'extrémité de Niederbronn; des sentiers et des bosquets artistement disposés permettent de jouir de l'ombre pendant les chaleurs, et du beau panorama de la ville; c'est de là qu'est prise la vue générale de Niederbronn. Puis la promenade qui se dirige au fond de la vallée vers la forge, celle des Trois-Chênes.

Les Trois-Chênes et le Kiosque.

On y arrive en suivant depuis le bas jusqu'au sommet de la montagne, située au nord de la ville, un chemin à pentes douces, unies, de manière à arriver insensiblement en décrivant mille zig-zags, et apercevant à plusieurs reprises des points de vue différents.

On s'arrête d'abord aux Trois-Chênes, petit plateau sur le penchant de la montagne, d'où l'on jouit d'une belle vue; puis, en continuant la route, on voit à gauche une mer de verdure, le Gæntzthal. Que personne ne craigne la fatigue de cette ascension, on en est largement récompensé par un coup d'œil ravissant. Arrivé au kiosque, logette couverte de chaume, où l'on peut se reposer, le paysage est splendide : on voit à ses pieds Niederbronn, le ruisseau le Falkenstein, qui traverse la ville et s'éloigne en serpentant entre les deux collines, puis les villages, les forêts et les champs cultivés des environs. On descend par un chemin opposé à celui par lequel on est monté, et après avoir quitté la forêt, on est conduit à Niederbronn en passant au milieu des vignes, de belles prairies et de champs bien cultivés.

Un autre lieu intéressant à visiter est la montagne conique vis-à-vis le château du

Vasenbourg, le Ziegenberg, où se trouvent les restes d'une enceinte dont on ne connaît pas l'origine d'une manière bien précise; on ignore si c'était un lieu de refuge de l'époque celtique, ou un camp retranché de l'époque romaine.

Un peu plus loin sur une montagne voisine se trouve la Lise *(die Less)*, buste de femme grossièrement sculpté dans un rocher devant représenter une déesse de l'antiquité, et qui pourrait bien être due au caprice de quelque sculpteur peu artiste.

Le baillage de Niederbronn, connu aussi sous le nom de val de Reichshoffen, était d'abord au Moyen-Age un fief impérial appartenant aux landgraves d'Alsace. Le landgrave Ulric vendit cette terre en 1330 aux seigneurs d'Ochsenstein; elle resta dans cette famille jusqu'en 1485, année de la mort de George d'Ochsenstein. Sa sœur Cunégonde, femme de Henri, comte de Deux-Ponts-Bitche, devint son héritière.

George de Deux-Ponts, fils de Henri de Deux-Ponts et de Cunégonde d'Ochsenstein, vendit en 1526 Niederbronn et Reichshoffen à son oncle paternel, et en 1540, lors de la convention de Heidelberg, Amélie de Bitche, fille de Simon Wecker (II), comte de Deux-Ponts, obtint Niederbronn avec les alleux alsaciens de la famille.

Deux ans plus tard, en 1542, Jacques de Deux-Ponts, oncle d'Amélie, racheta le baillage de Niederbronn, et en 1570 il le laissa aux enfants de sa fille, c'est-à-dire aux Hanau-Lichtenberg.

Mais Philippe, comte de Linange-Westerbourg, époux d'Amélie de Bitche, leur intenta un procès pour faire annuler la vente qui avait lésé les intérêts de sa femme.

En 1667 seulement, une sentence de la Chambre impériale rendit le baillage aux Linange, et ce jugement n'eut son exécution qu'en 1709, où il fut confirmé par le Conseil souverain d'Alsace. Depuis la deuxième moitié du siècle dernier jusqu'à la Révolution, la seigneurie de Niederbronn se trouva en possession de la famille de Dietrich.

Niederbronn est en outre célèbre par ses établissements métallurgiques qui sont en la possession de la famille de Dietrich depuis 1764. Les usines principales sont à Niederbronn, Zinswiller, Mertzwiller, Reichshoffen, Jægerthal et Mouterhausen. Ces établissements, placés sur divers points du canton, repandent dans toutes ses parties une activité et une aisance qui seraient inconnues sans eux, car le pays, comme tous les pays montagneux, livré à la production agricole seule, serait très-pauvre. Ils sont tous situés dans le voisinage des forêts, afin de trouver à portée le charbon nécessaire à la voracité des hauts fourneaux.

Forge de Niederbronn.

C'est là que les baigneurs se rendent pour voir la coulée qui se fait tous les jours dans le courant de l'après-midi et quelquefois deux fois par jour; c'est un spectacle plein d'intérêt. La planche XIV représente les ouvriers coulant des boulets coniques pour les canons rayés; c'est là et à Zinswiller que furent coulés les boulets qui, à Magenta et à Solferino, firent de si grands ravages dans les rangs de l'armée autrichienne. Une chose non moins intéressante est la manière dont les ouvriers sableurs forment les moules, travaillent le sable ; à voir les précautions minutieuses qu'il faut prendre, on se dit que ce ne sont pas des ouvriers ordinaires, que pour cela il faut de l'intelligence et être un tant soit peu artiste. En les voyant noirs, ruisselants de sueur par la chaleur des hauts fourneaux, on se croirait transporté dans l'antre de Vulcain au milieu des cyclopes à l'œuvre. Ce qui est encore très-intéressant, c'est la machine qui active la fonte du minérai.

Il y a à Niederbronn deux hauts fourneaux ; on y coule des pièces mécaniques de toute espèce, tuyaux, colonnes en fonte, fourneaux, grillages pour jardin, portes-cochères, pièces de toute sorte, d'après modèle. En outre, de beaux objets d'art, connus sous le nom d'*articles de Niederbronn*, par exemple : Béranger, Napoléon Ier, des crucifix, des christs de toute dimension. Il y a deux machines à vapeur : l'une est destinée à envoyer de l'air au haut fourneau ; l'autre à faire marcher un ventilateur. Une chose intéressante également, c'est la manière dont on charge le haut fourneau, en y mettant des couches alternatives de minérai mêlé à des pierres à chaux et de charbon ; ces pierres à chaux servent de fondant. Le haut fourneau marche constamment, nuit et jour, sans s'arrêter ; il peut fonctionner ainsi pendant quatre à cinq ans. Quand il s'arrête trop de temps pour permettre à la fonte en fusion de se figer, il faut le démolir ; c'est une affaire d'une dizaine de mille francs pour le reconstruire. Les forges de Niederbronn et de Rauschenwasser ont été établies par la famille de Dietrich en 1767.

Usine de Zinswiller.

Les forges de Zinswiller sont à six kilomètres de Niederbronn en passant par Oberbronn. Elles se composent d'un haut fourneau, de deux feux d'affinage. On y fabrique des essieux de wagons, des instruments aratoires, des tuyaux, des projectiles creux pour l'artillerie et d'autres appareils industriels; mais une industrie spéciale à Zinswiller est celle de la fonte émaillée. Cet émail est breveté et prouve sa supériorité par l'entière absence d'oxides métalliques nuisibles à la santé. On expédie 12,000 kilogrammes de marchandises émaillées par mois dans toute la France, l'Algérie et l'étranger, même jusqu'en Palestine.

Tous les objets fabriqués à cette usine sont renommés pour leur légèreté, leur travail et leur bonne qualité. On y consomme annuellement 1,500,000 kilogrammes de coke, 500,000 kilogrammes de houille, 6000 mètres cubes de charbon de bois, 4,000,000 kilogrammes de minérai et 1,800,000 kilogrammes de vieilles fontes.

L'usine est mue par 6 roues hydrauliques de la force de 38 chevaux, par 3 turbines de la force de 44 chevaux et par 2 machines à vapeur de la force de 18 chevaux, total 100 chevaux.

Le nombre des ouvriers employés est 250, qui tous ont de petites propriétés.

Cette usine existait déjà avant 1600.

Usine de Mertzwiller

Elle se trouve à onze kilomètres de Niederbronn sur la route de Haguenau à l'entrée de la forêt. Elle a été construite en 1837 par la société des forges de Mouterhausen, à cause de la proximité des minières, qui toutes étaient placées dans un rayon de moins de trois lieues de l'établissement. Il n'y avait alors qu'un seul haut fourneau. En 1843, la famille de Dietrich ayant fait l'acquisition des forges de Mouterhausen, dont la fonderie de Mertzwiller était une dépendance, celle-ci prit plus d'extension ; on y ajouta un deuxième haut fourneau.

Les souffleries des hauts fourneaux sont mues par deux machines à vapeur, chacune de la force de vingt-quatre chevaux. Il existe encore deux machines à vapeur plus petites pour monter les charges au gueulard, piler le sable de moulage et mettre en mouvement un ventilateur. La production annuelle de l'usine est de 2,900,000 kilogrammes de fontes, dont 1,680,000 kilogrammes de fontes moulées. La plus grande partie de fontes moulées sont des fourneaux de tout genre, des pièces mécaniques, des fournitures pour les chemins de fer. Les deux hauts fourneaux sont alimentés par le minérai du pays auquel on mélange du minérai provenant du duché de Nassau. L'usine occupe 125 ouvriers.

Mines de fer.

Le minérai est extrait des environs de Niederbronn; on le mélange avec celui plus riche provenant du duché de Nassau. Les principaux puits et galeries se trouvent à Mietesheim, Neubourg, Huttendorf, Morschwiller, Lampertsloch.

Il est disposé par couches de quelques centimètres à deux mètres de hauteur. Ce minérai lavé et prêt à être fondu, rend de 35 à 40 pour cent. C'est du peroxyde de fer hydratée. Ces mines sont très-intéressantes à visiter; l'opération du lavage est très-curieuse; la profondeur de certains puits atteint 40 mètres. L'une de ces mines est exploitée depuis plus de 250 ans.

Vallée de Jægerthal.

C'est une des plus agréables promenades que puisse faire le baigneur. Trois chemins y conduisent : le premier a quatre kilomètres de longueur en traversant la montagne; le deuxième, plus long, la contourne, passe par Reichshoffen, entre dans la vallée près de la papeterie et la chapelle de Wolfersthoffen; on arrive à moitié chemin devant le Rauschenwasser (eaux bruyantes), dépendance de l'usine du Jægerthal. En prenant le chemin de la montagne et la traversant sous l'ombre de ses vieux hêtres, on jouit, au moment de descendre dans la vallée, du plus beau tableau qu'il soit possible d'imaginer : on aperçoit à droite le château d'été de la famille de Dietrich, admirablement situé pour contempler ce riant tableau, devant soi les usines avec leurs cheminées noires et qui vous apportent le bruit sourd et précipité des martinets; puis, encaissé entre deux montagnes, l'étang dont les eaux tranquilles et silencieuses ne sont troublées que par les courses folâtres des poissons qui le peuplent; elles ont, par le reflet des hêtres et des sapins qui couvrent ces montagnes, une coloration sombre particulière; plus loin, les ruines de Windstein qui semblent prendre plaisir à s'y mirer. Cet étang est contenu par une digue qui sert à alimenter les marteaux, les machines à vapeur des usines; si ce tableau n'a pas la beauté imposante des vues de la Suisse, de ses vallées et de ses glaciers, il donne à l'âme une impression de douce poésie plus agréable et tout aussi durable.

Usine de Jægerthal.

Elle date de 1602; nous avons dit qu'elle est en possession de la famille de Dietrich depuis 1764. Elle possède un haut fourneau qui produit 140,000 à 150,000 kilogrammes de fonte par mois, et qui consomme 300,000 à 340,000 kilogrammes de minérai dans le même espace de temps. Ce qu'on y fait le plus, c'est du fer en barre de qualité supérieure parce qu'il est forgé; il a plus de cohésion que celui qui est laminé. En outre, il y a sept feux de grosse forge et deux feux de martinet; environ cent ouvriers et journaliers y sont employés.

Il se trouve à cette usine trois machines à vapeur, dont deux pour le service des gros marteaux, et une pour le haut fourneau; la force réunie est de soixante-dix chevaux.

Le Rissacker.

Un troisième chemin conduit dans la vallée de Jægerthal, en passant par le Rissacker; métairie située au milieu de la forêt et qui doit être bien ancienne. En 1786, en faisant des fouilles, on y découvrit les restes d'un bain romain, des tuyaux de plomb, des étuves pour bains de vapeur. On se demande si l'eau qui fournissait la vapeur était une source thermale qui a disparu, ou si elle était amenée artificiellement à cet endroit.

Le vieux Windstein.

De Jægerthal à Windstein il y a à peine un kilomètre; on suit le chemin qui longe l'étang, on arrive au martinet mu par un petit cours d'eau retenu par des écluses, et d'où il sort en mugissant et tombant divisé en masses blanches, pour s'écouler rapidement sous le pont. Au moulin de Windstein on quitte la route pour prendre à droite un sentier qui monte insensiblement jusqu'à la ruine, en passant près des maisonnettes isolées du village. On la voit du fond de la vallée dresser sa masse imposante, qui étonne davantage à mesure qu'on en approche. On arrive d'abord à la maison forestière, bâtie à la base du rocher; les souterrains taillés dans le roc servent d'écurie, de grange, de cuisine, etc. Au sommet de ce rocher, à une hauteur prodigieuse, se trouvent les restes d'une tour; il est impossible d'y arriver aujourd'hui.

Tout autour du rocher, qui a près de 200 mètres de longueur, on voit les restes de constructions, surtout du côté droit.

Il est accessible à une certaine hauteur : on y voit un puits taillé dans le roc, une cuisine, les restes d'un souterrain qui devait, dit-on, communiquer avec le château de Schœneck, situé à trois kilomètres plus loin sur une autre montagne. Le rocher est excavé et à jour en plusieurs endroits, comme un terrier de lapins, principalement du côté nord.

On croit que ce fut un nommé Pierre, abbé de Neubourg, qui le construisit en 1212, pour mettre en sûreté les trésors de l'abbaye et s'y réfugier en cas de besoin. Frédéric de Smalenstein, l'un des copropriétaires du château, s'étant révolté contre l'évêque de Strasbourg, Berthold de Bucheck, celui-ci l'assiégea, aidé par les bourgeois de Haguenau, et le détruisit en 1334. On employa deux petites pièces d'artillerie pour assiéger le château, qui ne fut pris qu'après un siége de dix semaines. On montre à la maison forestière et au moulin de Windstein de grosses pierres rondes qui ont dû servir à la défense du château. Les assiégeants avaient, dit-on, leur camp sur l'emplacement qu'occupe le nouveau Windstein. — On exploite à Windstein de très-beau granit.

Le nouveau Windstein.

Un sentier très-facile, à montée insensible, mène en un quart d'heure, en passant par la forêt, du vieux Windstein aux ruines du nouveau. Ces ruines sont fort belles, ne sont pas aussi inaccessibles que les précédentes, et ont un aspect plus moderne.

On y remarque les restes des deux tours destinées à la défense du château du côté le plus accessible, des créneaux pour arbalètes, couleuvrines; une énorme tour; les dépendances du château se voient encore fort bien. Les fenêtres sont percées dans des murs d'une épaisseur prodigieuse; de chaque côté se trouve un banc de pierre d'où on peut jouir de la magnifique vue qui s'étend au delà de la forêt de Haguenau jusqu'à Strasbourg et la Forêt-Noire.

C'est après la destruction du vieux Windstein que le nouveau fut construit. Il était la propriété de la famille de Dürckheim; il n'est plus habité depuis 1676.

Les châteaux de Schœneck, vieux et nouveau Windstein furent cédés en propriété par les comtes de Deux-Ponts-Bitche à la famille de Dürckheim en 1517; celle-ci fut en outre propriétaire pendant un certain temps des châteaux de Hohenfels, Wieneck, Windeck, etc. Ils furent tous démolis au dix-septième siècle par les troupes françaises pendant la guerre des Pays-Bas.

Légende.

Au milieu du seizième siècle, Cunon Eckbrecht de Dürckheim vit ses châteaux tous attaqués à-la fois ; il se renferma dans celui de Schœneck. Se promenant un soir sur la plate forme la plus élevée, il vit entrer deux chevaliers couverts d'armures antiques. Croyant que la porte leur avait été ouverte par trahison, il tire son épée et veut se précipiter sur eux. Mais à l'instant ils sont devant lui, et l'un d'eux lui dit : « Mon fils, volez au secours de Windstein, demain il ne sera plus temps. » Au même instant les deux chevaliers se retirent et disparaissent. Cunon profite de cet avertissement, vole au secours de Windstein et repousse l'assaut qu'on allait livrer.

Hohenfels.

Le prolongement de la vallée vous mène à Dambach à trois hilomètres plus loin. Au sommet d'une montagne, à l'ouest, on voit de loin un énorme pan de mur formant un angle obtus, élevé sur le bord d'un rocher taillé à pic ; ce sont les ruines du château de Hohenfels.

C'était autrefois le siége d'une seigneurie qui, outre le nom de Hohenfels, portait aussi celui d'Ettendorf, village près de Pfaffenhoffen. Déjà en 1286 la ville de Reichshoffen était inféodée à cette famille qui s'éteignit au quinzième siècle. En 1542, les Dürckheim reçurent en fief, du comte Philippe de Hanau, la moitié de Hohenfels et des forêts qui en dépendaient. Il paraît qu'à cette époque ils en possédaient déjà, au même titre, l'autre moitié. Ce château était alors en ruines; les Dürckheim le réparèrent, mais il fut pris par les troupes françaises en 1676 et démoli en 1677.

En 1824, en restaurant l'église de Neunhoffen, annexe de Dambach, située au pied de la montagne qui supporte les ruines de Hohenfels, on découvrit le tombeau d'une princesse de Dürckheim morte en 1624, juste deux siècles avant la découverte de cette pierre sépulcrale. L'inscription, faite en allemand, dit que, en 1624, le 6 décembre, mourut la très-noble et honorée Cunégonde Eckbrecht de Dürckheim, née de Bodickheim et de Collenberg, à l'âge de trente-quatre ans. Au milieu de la pierre se trouvent six écussons figurant les armes des deux familles : un bélier, un casque avec visière baissée, une harpe, un chien, une lyre, une charrue, etc.

Cette pierre, d'une belle teinte grise, parfaitement taillée et d'une fraîcheur qui ferait croire que ces sculptures datent d'hier, est fixée dans le mur de l'église, à l'extérieur, au-dessous d'une des fenêtres de la nef.

Schœneck.

Ce château est au nord-ouest des Windstein; la planche XV en donne une vue; il ne consiste plus qu'en murs en partie écroulés qui entourent une tour ronde très-élevée. On dit qu'il fut détruit en 1280 par l'empereur Rodolphe de Habsbourg, pour avoir servi de repaire à des brigands. Il fut rétabli par l'évêque Frédéric de Lichtemberg. En 1517, Simon Wecker, comte de Deux-Ponts-Bitche, héritier des Lichtemberg, donna en fief perpétuel le château de Schœneck à Wolf Eckbrecht de Dürckheim et ses descendants. C'est Cunon Eckbrecht de Dürckheim, son fils, qui est le héros de la légende de Windstein. La famille de Dürckheim existe encore aujourd'hui; elle est divisée en deux branches : l'une, les Dürckheim-Montmartin habitent le château moderne de Frœschwiller, à une lieue de Niederbronn; la seconde, les Strauss-Dürckheim, habitent Paris.

Les montagnes voisines sont couvertes de châteaux en ruines, celui de Wieneck, de Windeck, un peu plus loin, sur la limite septentrionale du Bas-Rhin, près de la Bavière, ceux de Wasenstein, Freundsberg, Lützelhard.

Les châteaux de Schœneck et de Wineck forment les extrémités inférieures d'un triangle dont les ruines de Windeck forment le point le plus élevé au nord. Schœneck et Wieneck sont très-rapprochés l'un de l'autre, mille mètres au plus; Windeck, au sommet du triangle, est à peu près à deux mille mètres des deux autres châteaux.

Schœn eck veut dire beau coin; car effectivement de ce coin on voit toute la vallée de Dambach, on a en face le château de Hohenfels, placé à mille mètres du côté du couchant; la vue plonge dans la vallée d'Obersteinbach, jusqu'à la Bavière Rhénane, et d'un autre côté fort avant dans la direction de Bitche.

Wieneck vient d'un ancien mot allemand *Wien* qui veut dire *joyeux*, et *eck*, *coin*, coin joyeux. Il paraît avoir été un château de plaisance où se réunissaient probablement les seigneurs des châteaux voisins pour se divertir. D'après les restes qu'on voit aujourd'hui, par sa situation sur un mamelon peu élevé, on est porté facilement à supposer que cette version est vraie, qu'il n'était pas fortifié d'une manière aussi formidable que ses voisins.

Windeck veut dire *coin venteux;* en effet, quand on se trouve au milieu de ses ruines, au sommet d'une montagne plus élevée que toutes le montagnes voisines, on sent un vent très-fort qui souffle constamment sur ces hauteurs avec plus de violence que dans les régions plus basses.

On peut visiter ces trois ruines en laissant la voiture à Windstein. En la laissant à Dambach, on peut visiter, en outre, les ruines du Hohenfels. Trois heures suffisent pour les explorer à pied.

Légende de Windeck.

On raconte qu'une noble demoiselle de Windeck éprouvait un violent amour pour le fils d'un des principaux serviteurs du château et voulait l'épouser ; sa famille ne voulut pas consentir à une mésalliance. Pressée qu'elle était de contracter un mariage digne de son rang, et se trouvant un jour sous un chêne, elle prit un gland qui venait de tomber à ses pieds, le jeta dans la forêt, et fit serment de ne se marier que quand ce gland aurait produit un arbre plus grand et plus gros que tous les chênes de la forêt. Depuis on voit chaque nuit vers minuit cette jeune fille revenir au château, s'entretenir avec son amant, et tantôt on entend une voix d'une suave beauté troubler le silence de la nuit par des mélodies étranges, tantôt des sanglots et des gémissements jeter le trouble et l'effroi dans l'âme de ceux que le hasard a menés à cette heure dans ces lieux sauvages.

Bærenthal.

Une belle route sinueuse, bordée de peupliers, s'engage dans la vallée de Niederbronn à Bitche ; à Philipsbourg on la quitte pour prendre à gauche et entrer dans les montagnes ; après un trajet de quatre kilomètres, on est dans la vallée de Bærenthal.

C'est une belle vallée circulaire entourée de montagnes boisées; au milieu, sur le cours d'eau, sont situés les bâtiments des usines, autour desquels sont groupées les habitations des ouvriers.

Vers le levant, à un kilomètre à peine du village, on remarque un rocher élevé, couronné de pins; à son sommet se trouvent les ruines du Ramstein.

Ce château devait être très-fort, car il n'est accessible que par la partie antérieure; il est au haut d'une montagne conique un peu aplatie sur les côtés; l'ascension de ces ruines est assez difficile. On y voit les restes d'une tour, deux citernes et deux souterrains taillés dans le roc; la partie droite est jonchée de débris des constructions attenant au château; un escalier de vingt-deux marches très-bien conservé, taillé dans la pierre, conduit au haut du rocher.

C'est surtout du fond de la vallée, quand on se dirige vers Mouterhausen, que le château se présente le mieux et donne une idée de sa force; il a de là le même aspect que le Falkenstein.

On ne connaît aucun détail bien précis sur la famille des Ramstein qui l'occupait. Tout ce qu'on sait, c'est qu'une famille de ce nom tenait le château en fief des évêques de Strasbourg; une autre partie était inféodée à la famille de Botzenheim, ami d'Érasme, et l'un des protecteurs des lettres au commencement du XVIe siècle.

Presqu'aucun baigneur ne quitte Niederbronn sans avoir fait une excursion à Bærenthal et y avoir goûté ses succulentes écrevisses, ses carpes et ses truites délicates.

C'est à Bærenthal et dans ses environs que séjournent beaucoup de bohémiens qui disent volontiers aux baigneurs la bonne aventure.

Usine de Bærenthal.

Elle date de 1760. Ce n'était dans l'origine qu'une platinerie; plus tard on y ajouta des feux d'affinage de fer pour fournir les fers nécessaires à la manufacture d'armes de Mutzig.

En 1826 on produisit des aciers naturels.

Aujourd'hui cette platinerie a disparu; on ne fait que du fer laminé et de l'acier avec des fontes provenant du pays de Siegen (Westphalie, Prusse Rhénane).

Il existe actuellement un feu d'affinage en fer, deux raffineries, trois feux d'affinage d'acier, une scierie et un four à Puddler pour acier, monté en 1857. Le tout marche à l'eau.

Les produits de cette usine sont expédiés à la fabrique de grosse quincaillerie, établie à Molsheim, Gresswiller et Klingenthal. La raison sociale de la maison est Couleaux et Ce, à Molsheim.

Le nombre des ouvriers et journaliers est de 80 à 90.

Le Falkenstein.

Arrivé à la maison forestière qui se trouve un peu plus loin que le village de Philipsbourg, on voit le Falkenstein dresser devant les yeux surpris sa grande masse de grès rouge; on quitte la route pour prendre à droite un sentier sablonneux qui mène insensiblement à la ruine.

C'est une des plus intéressantes à visiter, car elle est encore assez bien conservée; après ses hautes et épaisses murailles, ce qu'elle offre de plus remarquable ce sont des chambres qui sont entièrement taillées dans le roc. A la vue d'une pareille entreprise on est muet d'étonnement; dans ces salles, il y a des niches dans lesquelles on peut s'asseoir. Des échelles permettent d'arriver jusqu'aux parties les plus élevées du château. On a peine à comprendre comment de jeunes et nobles châtelaines aient pu se résoudre à vivre dans des retraites aussi isolées et sauvages.

Ce château appartint d'abord aux comtes de Lützelbourg près de Saverne, qui dans plusieurs Chartes sont appelés comtes de Falkenstein; il communiqua ensuite son nom à une famille noble qui s'éteignit en 1583. Elle avait vendu, vingt ans auparavant, le château aux comtes de Deux-Ponts-Bitche et de Hanau. Peu d'années après cette vente en 1566, il fut incendié par la foudre et resta inhabité depuis. Ses ruines et ses dépendances ont fait partie jusqu'à la Révolution de la seigneurie de Hanau-Lichtenberg.

Quelques-uns de ces seigneurs ont été enterrés à l'abbaye de Sturtzelbronn. Un Falkenstein était écuyer de l'empereur Rodolphe de Habsbourg.

Au pied du Falkenstein plusieurs sources se réunissent pour former un petit étang d'où sort le ruisseau le Falkenstein, auquel se joint le ruisseau l'Eichel qui alimente les scieries de la vallée de Bitche; il parcourt toute la vallée, passe par Niederbronn, après avoir alimenté un moulin, une scierie et l'usine de Niederbronn. Autrefois, à la base de la montagne, sur laquelle s'élèvent les ruines du Falkenstein, se trouvait un grand étang qui a été desséché et qui aujourd'hui est remplacé par des prairies tourbeuses dont on exploite la tourbe.

Le prince de Hanau, Philippe V, avait bâti à Philipsbourg un château ou maison de plaisance, dont on voit encore les ruines près de la Liesbach; c'est à cela que le village doit son origine et son nom.

Près de la maison forestière on a construit récemment un bel établissement dans le but de sécher les cônes de pins et d'en extraire la semence; c'est avec cette semence qu'on fait les semis de pin sylvestre que l'on voit de tous côtés dans nos forêts.

Mouterhausen.

Les forges de Mouterhausen se trouvent à cinq kilomètres de Bærenthal; la route qui y mène, suit la vallée qui s'élargit un peu; on y voit de belles prairies, des marais et des étangs.

Ces forges sont anciennes, elles existaient déjà au commencement du dix-septième siècle. Pendant la guerre de Trente-Ans elles tombèrent en décadence. Au dix-huitième siècle, en 1720, elles furent relevées. De 1832 à 1842, elles furent exploitées par la société Seiler, Sonis et Compagnie. MM. de Dietrich en firent l'acquisition en 1843, les agrandirent et en ont fait un de leurs établissements les plus importants; ce sont eux qui y mirent la première machine à vapeur.

L'eau nécessaire à l'établissement est fournie par un grand réservoir d'un kilomètre de longueur, et qui a une superficie de dix hectares. Cette eau étant insuffisante, on a été obligé de monter un grand nombre de machines à vapeur qui sont aujourd'hui au nombre de dix-huit, y compris les marteaux pilons mus par la vapeur également. La plus grande de ces machines à vapeur est de la force de 250 chevaux. Il y a des laminoirs, des marteaux en grand nombre; les fers forgés et laminés qui sortent de cet établissement sont de première qualité et très-recherchés. Il y a près de 200 ouvriers. La fabrication principale est celle du fer et de l'acier pudlé..

Le puddlage se fait pour l'acier en introduisant des lingots de fonte blanche aciéreuse dans un four chauffé à la houille; on amène la flamme en contact avec cette fonte; quand elle est chauffée à blanc et coagulée, les ouvriers la prennent avec des pinces et la mettent sous un marteau à vapeur pour la cingler, puis on l'introduit sous le laminoir, composé de deux cylindres superposés tournant en sens inverse; ces cylindres sont garnis de rainures qui donnent à l'acier les profils voulus, longs, carrés, rails etc., etc.

Le fer puddlé se fait de la même façon, mais au lieu de fonte blanche, on prend de la fonte grise.

Pour avoir de l'acier très-fin, on prend de l'acier puddlé qu'on chauffe de nouveau dans un four spécial appelé feu d'affinage; on le chauffe et on le porte sous un martinet qui frappe 300 à 350 coups à la minute.

On fait beaucoup de bandages de roues de locomotives et de wagons en fer ou en acier, des rails, aciers et fers de commerce de toute nature et de toute dimension.

Il y a un haut fourneau à une demi-lieue de la grande forge en venant de Bærenthal.

A Mouterhausen on a coulé au printemps 1862 une masse de fonte de 24,000 kilogrammes, appelée chabote, espèce d'enclume sur laquelle on met les pièces destinées à être forgées; un marteau pesant 4000 kilogrammes, mu par la vapeur, frappe dessus. C'est un des spectacles les plus saisissants, en visitant l'établissement, que d'entendre tout ce bruit des machines à vapeur et des pilons en mouvement, de voir les laminoirs tordre les barres de fer comme un serpent de feu, les marteaux pilons projeter des milliers d'étincelles, les ciseaux couper le fer comme du carton, les ouvriers actifs s'agiter dans cette fournaise comme les cyclopes dans les forges de l'Etna.

Reichshoffen.

Reichshoffen est un gros bourg de 2,800 âmes, à trois kilomètres de Niederbronn. A ses rues étroites et ses maisons agglomérées, on reconnaît que son origine date du Moyen-Age.

C'était autrefois une ville fortifiée; on voit encore très-bien les murs d'enceinte, les fossés, et quatre tours rondes assez bien conservées. Le faubourg plus moderne, attenant à la ville dont il est séparé par la rivière, est bâti plus régulièrement. Reichshoffen possède un acte par lequel, sur la demande du comte Othon d'Ochsenstein, seigneur de Reichshoffen, son parent, l'empereur Rodolphe de Habsbourg, rendit à Strasbourg en 1286, une ordonnance qui établit à Reichshoffen un marché hebdomadaire qui se tient encore aujourd'hui.

On y remarque de belles maisons d'école, une belle église, la plus belle de la contrée, construite en 1772, et dont la tour fut élevée par le baron Jean de Dietrich.

Le château de Reichshoffen est un château moderne d'une grande beauté; il fut construit en 1769 par le même baron de Dietrich, père du premier Stettmeister (maire) de Strasbourg, sur l'emplacement de l'ancien château de la seigneurie de Reichshoffen qui était en ruines. Il fut acquis en 1809 par le vicomte de Bussierre, député au Corps législatif. Il sert aujourd'hui de résidence d'été à M. le vicomte Théodore de Bussierre, qui y a une très-belle galerie de tableaux, entre autres une magnifique toile représentant la fuite en Égypte, des antiquités égyptiennes très-curieuses provenant d'un voyage qu'il fit en Égypte. Le parc traversé par la rivière est très-beau, il est planté d'arbres dont les essences sont très-variées. La planche VIII donne la vue du château prise du côté sud dans le parc.

Les revenus considérables de Reichshoffen proviennent d'une donation faite en 1531 par le comte René de Deux-Ponts, et consistant en de magnifiques forêts d'une contenance de 1232 hectares et d'une valeur de près deux millions.

La seigneurie de Reichshoffen est fort ancienne. Elle appartint d'abord aux ducs de Lorraine, puis elle passa aux comtes de Deux-Ponts. Elle redevint la propriété des ducs de Lorraine; les Fleckenstein et les Windstein y résidèrent. Les Ochsenstein en jouirent pendant plus d'un siècle; à l'extinction de cette famille, elle rentra de nouveau dans la maison de Lorraine qui la céda à la famille de Dietrich.

A l'extrémité de Reichshoffen, avant d'arriver à l'usine, on remarque deux grands bâtiments; l'un, à droite de la route, est une grande et belle ferme servant à l'exploitation des terres du château; l'autre, à gauche, fut construit en 1815, afin de loger des troupes bavaroises qui l'occupèrent jusqu'en 1819.

Du côté du levant, près de la route qui conduit au Jægerthal, on remarque une petite chapelle gothique en ruines, dont l'origine date du Moyen-Age, et qui est située sur l'emplacement d'un temple païen.

A un kilomètre de Reichshoffen, en se dirigeant vers Jægerthal, se trouve une papeterie et une scierie; un peu plus loin, la chapelle gothique de Wolfartshoffen, dédiée à Saint-Loup; elle date du treizième siècle; elle fut restaurée en 1854 par M. Lehmann, curé de Reichshoffen; on y fait de fréquents pèlerinages.

Usine de Reichshoffen.

Elle est très-ancienne. Elle avait autrefois un haut fourneau qui a été supprimé au commencement de ce siècle. Cette usine a été transformée en atelier de construction, c'est une des plus curieuses à visiter. Le nombre des ouvriers employés est de 600. Il y a trois machines à vapeur, ayant ensemble une force de 77 chevaux, deux turbines.

On y fait des machines à vapeur, des roues de wagons et de locomotives en fer forgé, des tenders, des turbines, ponts suspendus en fer, scieries, des wagons; on en a fait jusque 112 en un mois.

Derrière l'usine, entre Gumbrechtshoffen et Griesbach, le duc de Wellington passa en 1815 une grande revue dans la plaine sablonneuse qui s'étend entre ces deux villages.

Bitche.

La ville de Bitche est située dans la Moselle, sur la route de Sarreguemines, à vingt-trois kilomètres de Niederbronn. La route qui y mène longe le pied des montagnes en suivant la vallée sinueuse jusqu'à Bitche. On voit d'abord les chaumières du Vasenberg, la scierie Blum, la petite chapelle représentée planche XV, puis on entre dans la Moselle; on traverse le village de Philipsbourg, la Liesbach, Eguelshardt, qui possède une église très-coquette récemment construite. A droite de la route s'élèvent les ruines du Falkenstein, un peu plus loin celles du château de Waldeck, consistant en une tour carrée très-élevée (26 mètres) qui surmonte un monticule conique. Un étang baigne le pied de la montagne. Après être arrivé au haut de la montée pénible du Pfaffenberg, on voit devant soi le fort de Bitche; on n'aperçoit la ville que quand on est près d'y entrer.

Bitche est une ville de 3000 âmes, bâtie au pied du fort qui la domine; elle est entourée de murailles et assez bien défendue; mais ce qui la défend surtout, c'est le fort, un des plus beaux que possède la France.

Le fort de Bitche fut construit par Vauban en 1679, en même temps que les forts de Lichtenberg, La-Petite-Pierre et Phalsbourg, situés à peu de distance les uns des autres, pour défendre l'entrée des frontières de ce côté. C'est sur l'avis de Turenne, qui visita Bitche en 1673 avant ses deux dernières campagnes, que le roi Louis XIV le fit fortifier. Pendant la guerre de succession entre la France et l'Espagne, en 1710, les fortifications furent rasées; puis en 1740, sous Louis XV, le fort fut de nouveau fortifié tel qu'on le voit aujourd'hui. On employa à ce travail plus de trois millions de francs.

Le rocher sur lequel est bâti le fort de Bitche est de 50 mètres de haut, à 404 mètres au-dessus du niveau de la mer. Il est presque complétement creusé pour galeries, chambres, etc.; on y remarque une boulangerie et ses fours, un moulin, une écurie, un puits de 2 mètres de diamètre et 87 mètres de profondeur. Il contient des logements et approvisionnements pour 1000 à 1200 hommes. Quand la partie supérieure du fort est prise, la garnison peut le faire sauter, se réfugier dans les souterrains, s'y défendre et s'échapper dans la campagne par des issues secrètes.

Le fort de Biche fut attaqué deux fois : en 1633, avant d'être construit tel qu'il est aujourd'hui, par les Suédois commandés par Gustave-Adolphe. Les soldats se rendirent maîtres de la ville, appelée alors Kaltenhausen (maisons froides), la mirent à feu et à sang. Les bourgeois se défendirent de leur mieux; le peu qui put se sauver se retira dans le château, qui ne fut pas pris, quoique défendu par une faible garnison.

La première République venait d'être établie en France, l'Europe se coalisait contre elle, les Prussiens et les Autrichiens occupaient une partie du Bas-Rhin et de la Moselle. Bitche était le seul fort qui restât pour préserver la Lorraine et l'Alsace d'un envahissement absolu. Le 24 vendémiaire an II (15 octobre 1793) 10,000 hommes détachés de l'armée prussienne, forte de 60,000 hommes, campée à Eschwiller et commandée par les princes de Hohenlohe et Louis-Ferdinand de Prusse, frère du roi, s'avancèrent à travers les défilés jusqu'à Bitche, dont le fort n'était défendu que par 673 volontaires du Cher et 54 canonniers du 1er régiment d'artillerie, sous le commandement du colonel Augier.

L'obscurité de la nuit, la confiance habituelle aux soldats français, plus braves dans les combats que prudents à se garder, semblaient favoriser les projets du général ennemi.

Un capitaine du génie, du nom de Tutelin, d'origine belge, attaché depuis plusieurs années au service de la place, trahit sa patrie adoptive; il avait émigré six mois avant, et s'était vendu aux Prussiens; il s'avance à leur tête et les guide dans les fortifications; déjà l'avant-garde ennemie avait enlevé les premières sentinelles et les ouvrages avancés; une partie des Prussiens, conduite par le traître, descendait dans les fossés, tandis que l'autre partie suivait le chemin couvert et se présentait à l'entrée principale; les coups de hache dont les Prussiens frappent la porte, seul obstacle qui les arrête, éveillent le bouvier couché dans l'étable; il se lève, reconnaît l'ennemi et court avertir le commandant. A l'instant les ordres volent, on sonne l'alarme, la garnison sans vêtements court aussitôt à ses armes, se précipite sur les points attaqués et fait pleuvoir du haut des remparts une grêle de balles et d'autres projectiles, tels que pierres, poutres et jusqu'au fourneau du corps-de-garde. Les Prussiens écrasés fuient de tous côtés. Mais une partie de la colonne engagée dans l'escalier de la Caponnière a sa retraite coupée par une vive fusillade, dont on voit encore les nombreuses traces sur le rocher; elle dépose les armes; 120 hommes tués, 80 blessés, 250 prisonniers furent les trophées de la victoire.

Pour mieux distinguer les assaillants, un courageux citoyen met le feu à sa maison, construite en bois, qui se trouvait du côté par où les Prussiens devaient être descendus. La maison brûle, les flammes de l'incendie portent la lumière sur les montagnes. On aperçoit l'élite des troupes prussiennes qui descendaient comme un torrent prêtes à se précipiter dans Bitche. Aussitôt l'artillerie de la citadelle fait un feu général, elle atteint partout l'ennemi dans les Vosges et en fait un carnage horrible.

Parmi les prisonniers se trouvait le capitaine qui avait trahi la France. Aux premières lueurs du jour une forte explosion retentit dans les fossés; les souterrains y répondirent par un sourd murmure. L'infâme avait reçu son châtiment.

Le comté de Bitche était autrefois un fief de l'Église de Metz; en 1044 il était déjà en possession de la maison de Lorraine; il a appartenu à Albert et à Gérard, père du duc d'Alsace: à dater de ce moment, le duché de Lorraine devint héréditaire, et le comté de Bitche, plusieurs fois donné en fief aux fils des ducs de Lorraine, retourna plusieurs fois à la maison régnante par suite de décès, de mariages. En 1309, Agnès de Bitche épousa Évrard, seigneur de Deux-Ponts; c'est ainsi que le comté de Bitche fut réuni à la maison de Deux-Ponts; c'est cette année que ce même Évrard fonda le château de Bitche, qui subsiste encore aujourd'hui, et où il résida ainsi que ses descendants jusqu'en 1560. Mais déjà auparavant le rocher était fortifié, car dès le onzième siècle le château de Bitche était connu pour une des plus anciennes forteresses de la Lorraine.

Plus tard, en 1570, Philippe V, comte de Hanau-Lichtemberg, ayant épousé Marguerite, héritière du comté de Bitche, celui-ci fut réuni à la seigneurie de Lichtemberg. Charles III, duc de Lorraine, lui reprit ce comté, qui resta dans la maison de Lorraine jusque sous Louis XIV, qui s'en empara en 1676. Louis XV ayant donné le duché de Lorraine à Stanislas, roi de Pologne, le comté de Bitche passa également sous sa domination. A sa mort, en 1766, tout le duché retourna définitivement à la France. Sous la Restauration, Bitche fut occupé par 1500 Bavarois, qui y résidèrent de 1815 jusqu'en 1818. On voit sur les murs des souterrains des noms anglais écrits par des prisonniers qu'on y avait détenus pendant les guerres du premier Empire.

Verreries de Saint-Louis.

La cristallerie de Saint-Louis est située au fond d'un pittoresque vallon entouré de montagnes boisées : on découvre d'abord, en y descendant, les hautes cheminées de son vaste établissement, puis ses maisons blanches que couronnent d'épais nuages de fumée, seul indice des travaux qu'on y exécute.

Cette cristallerie est une des plus belles et des plus anciennes de France, elle date de 1767. Les tours sont mus par des machines à vapeur. Elle fabrique des cristaux de toutes couleurs pour ornements, des services de table, un grand nombre de vases, de verres, qu'elle expédie en Allemagne et qu'on fait passer pour des verres de Bohême; des lentilles pour instruments d'optique, des bouteilles, des lustres, des articles de fantaisie qui ont toutes les formes imaginables.

La cristallerie est la propriété d'une société d'actionnaires.

Meisenthal

Se trouve à une petite distance de Saint-Louis, de l'autre côté de la montagne; cette usine fabrique principalement des verres blancs fins et ordinaires, elle date de 1702. La raison sociale est Burgun, Schwerer et Compagnie.

Gœtzenbrück

A une petite distance également de Saint-Louis, date de 1718. On y fabrique spécialement des verres de montres et de pendules qui s'expédient dans le monde entier, des verres à lunettes. La raison sociale est Walther, Berger et Compagnie.

Rien n'est plus curieux ni plus intéressant que de suivre les ouvriers dans leurs manipulations, de voir comment ils manient facilement le verre en fusion avant de lui donner sa forme définitive. La planche X représente l'intérieur de la verrerie de Saint-Louis et les ouvriers travaillant le verre.

Cette industrie était autrefois pénible et malsaine; un grand nombre d'ouvriers voyaient leur vie abrégée; mais il faut reconnaître que beaucoup d'entre eux hâtaient le moment fatal par l'usage immodéré qu'ils faisaient de l'eau-de-vie. Mais aujourd'hui, grâce à une hygiène bien entendue, à des ventilateurs, à des précautions minutieuses pendant les manipulations, la santé de ces ouvriers n'est plus aussi exposée; il n'y a plus guère que les tailleurs sur verre dont la santé soit facilement atteinte.

Ces verreries si belles, si riches, ont une origine bien modeste. Des ouvriers verriers s'établirent à la Soucht, à un quart de lieue de Meisenthal, et y firent du verre dans des huttes en bois pendant la guerre de Trente-Ans, vers 1620. Le nom de Soucht vient, dit-on, de ce que ces ouvriers ayant demandé au seigneur de Bitche un emplacement dans la forêt pour exploiter leur industrie, celui-ci leur demanda s'ils en avaient déjà choisi un, ils répondirent que non; alors il leur dit : Soucht! c'est-à-dire cherchez, et le nom est resté. Quelques années plus tard, les affaires prospérant, on agrandit l'exploitation, on établit des fours à Meisenthal, puis à Gœtzenbrück et Müntzthal (Saint-Louis). Ces ouvriers actifs et entreprenants s'appelaient Walter, Burgun, Stenger, Greiner. Le nom de Müntzthal vient de ce que, pendant la première Révolution, les noms de saints ayant été supprimés partout, on donna à Saint-Louis le nom de Müntzthal (vallée d'argent), parce que les actionnaires donnèrent à l'établissement une nouvelle impulsion, employèrent dans ce but des sommes considérables, et que les ouvriers gagnaient beaucoup d'argent.

Une des plus belles excursions à faire est de partir de Niederbronn à huit heures du matin, de visiter le fort de Bitche, de là aller à Saint-Louis et revenir par Moutershausen et Bærenthal.

Oberbronn.

Oberbronn est un joli village situé sur le penchant de la montagne à trois kilomètres de Niederbronn. Il est placé dans une position très-avantageuse par son exposition au midi ; la montagne contre laquelle il est adossé le garantit des vents du nord, aussi ses vignes produisent-elles un vin très-estimé. C'est une très-belle promenade à faire ; pour revenir à Niederbronn, on fera bien de prendre le chemin qui longe la montagne du Vasenbourg, en passant par les vignes et la magnifique allée d'arbres fruitiers qui mène à la forge de Niederbronn.

Oberbronn est un village très-ancien, beaucoup de maisons portent la date du quinzième et seizième siècle, un beau balcon en pierres porte la date de 1568. Ce village n'offre de remarquable que l'église, dont la construction remonte à l'an 1403, et le château admirablement placé au pied de la montagne.

Oberbronn était autrefois le chef-lieu d'une seigneurie appartenant par moitié aux comtes d'Ochsenstein et de Born. Au quatorzième siècle, la part des Ochsenstein passa aux seigneurs de Lichtemberg. Lors du partage fait en 1541 des biens de la succession de ces seigneurs échus aux comtes de Deux-Ponts-Bitche, les allodiaux furent donnés aux filles de l'aîné de ces comtes, tandis que les fiefs passèrent à la ligne masculine continuée par le cadet. Dix ans plus tard, la comtesse Amélie apporta le domaine d'Oberbronn en mariage au comte de Linange-Westerbourg; c'est alors que fut construit le château. Au dernier siècle, la maison de Linange vendit la moitié de cette seigneurie à M. le baron de Dietrich; l'autre moitié échut, par différents mariages, aux princes de Hohenlohe-Bartenstein et à la famille de Lœwenhaupt, originaire de Suède.

M. de Strahlenheim, issu également d'une famille illustre de ce royaume, a épousé une comtesse de Lœwenhaupt, et divers achats l'ont rendu propriétaire de la totalité du château.

En 1858, le château d'Oberbronn fut acheté et restauré par la communauté religieuse, fondée à Niederbronn sous le nom de *Filles du divin Rédempteur*.

En 1817, les alliés occupèrent le château.

Autrefois Oberbronn était fortifié, principalement du côté de la plaine.

Les Linange existent encore aujourd'hui en Allemagne; mais ils descendent des Linange d'Oberbronn par les femmes. Le prince actuel de Linange, né et résidant à Amorbach, eut pour mère Louise-Victoire de Saxe-Cobourg, qui épousa en secondes noces le duc de Kent, et qui fut mère de la reine actuelle d'Angleterre.

Légende d'Oberbronn.

A l'extrémité d'Oberbronn se trouve un lavoir alimenté par une source d'eau vive; ce lavoir est très-fréquenté. Les laveuses qui arrivent tard ou qui n'ont pu trouver de place dans le courant de la journée, travaillent encore souvent quand la nuit est déjà venue. C'est alors qu'elles voient quelquefois une femme vêtue de blanc s'avancer lentement, se placer à l'extrémité du bassin et laver silencieusement son linge. Cette apparition est pour les laveuses un avertissement redoutable, car il signifie qu'un membre de leur famille doit bientôt mourir.

Le château d'Arnsberg.

Ses ruines se trouvent à une lieue d'Oberbronn. Deux chemins y conduisent; l'un, plus facile, passant par la maison forestière; l'autre, plus direct, mais un peu plus difficile, monte derrière le couvent, traverse une petite forêt de châtaigniers et de pins, puis devient uni et mène en une heure de marche aux ruines d'Arnsberg. Comme le chemin n'est pas bien indiqué et qu'il est facile de s'égarer, il est prudent de prendre un guide à Oberbronn. Au sommet de la montagne on remarque un étang appartenant à l'État, assez profond et très-poissonneux.

Le château est entouré de broussailles et d'arbres qui ne permettent de le voir que quand on est au pied du rocher. On s'arrête étonné devant cette masse énorme de pierre sortant de terre, en forme de vaisseau, plus large au sommet qu'à la base; on se demande même comment ses habitants d'autrefois arrivaient dans ces demeures. Ce rocher a dans sa partie la plus élevée 130 pieds de hauteur. La moitié ouest supporte les ruines, l'extrémité nord s'avance en forme de promontoire et offre une espèce d'observatoire d'où les regards plongent dans la vallée; on éprouve une vague frayeur de se trouver ainsi suspendu au-dessus de l'abîme. Tout autour on voit des trous carrés creusés dans le roc pour servir de point d'appui aux poteaux qui formaient la rampe. Ce plateau est désigné sous le nom de *Kegel-Banck* (jeu de boules).

Ce château fut démoli en 1335, parce que ceux qui l'occupaient avaient dépouillé plusieurs voyageurs, d'où le nom de *Raubburg* (château de brigands) qu'on lui donne dans le pays. Plus tard il fut possédé par les comtes de Deux-Ponts-Bitche. Une famille Fessler d'Arnsberg s'éteignit en 1564.

Première légende d'Arnsberg.

Un religieux revenant de pèlerinage passait par hasard vers le soir devant le château d'Arnsberg; le tonnelier du château, le voyant courbé par l'âge et accablé de fatigue, l'invita à entrer dans sa demeure, le rafraîchit avec du vin, lui servit un bon souper et lui donna son meilleur lit. Le lendemain, en le quittant, le religieux reconnaissant de cet accueil hospitalier, lui souhaita de continuer encore bien longtemps à soigner son vin et ses tonneaux.

L'âme du tonnelier revient quelquefois, et les personnes qui passent le soir près du château entendent souvent les coups redoublés du marteau du tonnelier cerclant, arrangeant ses tonneaux.

Deuxième légende d'Arnsberg.

Des bûcherons attardés passaient près du château d'Arnsberg par une nuit sereine, ils furent surpris d'entendre un bruit singulier; s'étant approchés du château de façon à ne pas être aperçus, ils virent à leur grand étonnement des chevaliers vêtus de leurs antiques costumes jouer aux quilles avec des boules d'or, et le bruit qu'ils entendaient provenir du choc de ces boules d'or contre les quilles qui étaient d'argent.

Lichtemberg.

Le fort de Lichtemberg est le seul, avec Bitche, de tous les châteaux forts des environs datant du Moyen-Age qui ait été conservé et approprié au système des fortifications modernes. C'est le *Lucis Mons* des Romains. Il est bâti au sommet d'une montagne conique, sur un rocher plat, circulaire, dominant toutes les montagnes voisines dont il est séparé par une distance assez considérable.

Le chemin le plus direct est d'aller à Rothbach, à onze kilomètres de Niederbronn, d'abandonner là la route et de prendre un chemin sablonneux qui passe par la forêt; on est agréablement surpris en sortant de la forêt d'apercevoir tout à coup le fort devant soi, au moment où l'on s'y attend le moins. On n'a de Rothbach qu'une heure de marche.

Le deuxième chemin, un peu plus long, suit la route carrossable, passe près d'Ingwiller, contourne la montagne et aboutit au village de Lichtemberg situé au pied du fort.

Le fort de Lichtemberg est à 399 mètres au-dessus du niveau de la mer. Il possède quatre enceintes : 1° d'abord on monte par un sentier très-raide et on arrive aux chemins couverts; 2° puis, après avoir passé un pont-levis, on entre dans la place en traversant une longue porte voûtée en pente; 3° au milieu de la place il y a un donjon carré très-haut datant presque entièrement du Moyen-Age; 4° sur la plate-forme de ce donjon il y a une tour ronde au sommet de laquelle on arrive par un escalier tournant. De sorte qu'avant d'être complétement maître de la place, il faut forcer quatre enceintes. Cette forteresse en miniature est un bijou d'ordre et de propreté, qui par l'heureuse disposition de toutes ses parties n'a peut-être pas d'égale.

La base de presque toutes ces fortifications remonte au Moyen-Age : sur la porte du magasin d'artillerie on voit la date de 1586; sur celle des prisons, celle de 1515. Dans les fossés on remarque un étang artificiel taillé dans le roc, destiné à subvenir aux besoins de la garnison en cas de sécheresse. Les citernes sont très-bien aménagées, très-profondes; il en existe même une dans le petit fort intérieur.

Sur la plate-forme de ce fort intérieur se trouvent les restes du tombeau d'un prince de Lichtemberg portant une inscription allemande qui dit que : Philippe, comte de Hanau, prince de Lichtemberg, né en 1514, fils de Sibylle, margrave de Baden, épousa en 1538 Léonore de Fürstenberg, et mourut le 29 juin 1548.

La chapelle ogivale datant du treizième siècle est très-bien conservée, elle possède un magnifique autel en marbre sculpté, aux armes des princes de Lichtemberg. Il est fâcheux que ces sculptures aient été fortement endommagées pendant la première Révolution. Le fort contient des casemates à l'épreuve de la bombe, divisées en sept compartiments et contenant un moulin à bras et un four pour 300 rations.

Du fort on distingue très-bien, quand le ciel est pur, la cathédrale de Strasbourg et le Rhin.

Légende de Lichtemberg.

Dans la poudrière se trouve un souterrain dans lequel la tradition place une histoire des plus lamentables. Deux frères de cette famille s'étaient, dit-on, juré la mort : l'un voulait faire périr son frère de faim, l'autre le faire mourir de soif. Celui qui devait subir ce dernier sort fut, dit-on, pris et jeté dans un cachot où on ne lui donna que du pain sec ; il parvint à soutenir sa vie en humectant ce pain de l'humidité du rocher. La ruse ayant été découverte, on prit des précautions plus sévères et le captif périt misérablement. On montre au dehors du donjon une tête qu'on dit représenter le prisonnier, et dans le souterrain trois têtes qui le figurent de plus en plus exténué. Heureusement pour l'honneur de cette famille que cette histoire n'est qu'une fiction.

La famille des Lichtemberg fut une des plus nobles et des plus puissantes de l'Alsace. Elle donna à Strasbourg deux évêques, dont l'un, Conrad de Lichtemberg, posa en 1277 la première pierre de la tour qui surmonte la cathédrale de Strasbourg ; son tombeau se trouve dans une chapelle basse de ce monument. Cette famille s'éteignit en 1480. Ses domaines furent acquis par les comtes de Hanau et ceux de Deux-Ponts-Bitche.

Le comte Philippe V de Hanau ayant épousé en 1570 la princesse Marguerite, fille unique et seule héritière de Jacques, dernier comte de Deux-Ponts, toutes ces possessions furent réunies. C'est ce même comte Philippe qui releva les bains de Niederbronn.

Le dernier comte de Hanau-Lichtemberg, Jean Reinhart, mourut en 1736, et eut pour héritier son gendre, le prince héréditaire de Hesse-Darmstadt, dont la famille conserva les possessions jusqu'à notre première Révolution.

Le fort de Lichtemberg soutint un siége de dix jours ; il fut pris par le maréchal de Créqui, commandant les troupes de Louis XIV.

Il y a quelques années des invalides y tenaient garnison : aujourd'hui la garnison se compose d'une compagnie d'infanterie qui est remplacée tous les six mois.

A droite et à gauche du fort on voit des maisonnettes isolées, appelées les unes *Champagne*, les autres *Picardie*. Leur nom vient de ce que des vétérans originaires de ces provinces les ont fait construire et s'y sont retirés.

Le château de Fleckenstein.

Les ruines de ce château se trouvent entre Lembach et Obersteinbach dans le canton de Wissembourg, à trois lieues de Niederbronn. Pour y aller, on passe par Wœrth et Mattstall ; on peut revenir par Obersteinbach et Windstein.

Ce château était bâti sur un gigantesque rocher isolé, que des fortifications, aidant ce qu'avait déjà fait la nature, rendaient imprenable. La partie inférieure du rocher était fortifiée, ainsi que la partie supérieure. On remarque des chambres taillées dans le roc, des escaliers, des galeries etc. L'importance de ce rocher l'avait fait fortifier de bonne heure, aussi était-il déjà connu au douzième siècle.

La famille des Fleckenstein est une des plus anciennes, des plus nobles et des plus riches de l'Alsace ; c'est celle dont l'existence s'est prolongée à travers le plus grand nombre de siècles ; car elle était déjà connue en 1179, et ne s'éteignit qu'en 1720 dans la personne de Henri-Jacques de Fleckenstein, dont le fils unique Frédéric-Jacques était mort dix ans auparavant (en 1710). Des Fleckenstein le château et ses dépendances passèrent entre les mains des Rohan-Soubise. Aujourd'hui il appartient à la famille de Dietrich.

En 1674, ce château fut pris par le maréchal de Vaubrun; six ans plus tard, il fut démantelé et détruit par le baron de Monclar, commandant d'Alsace.

Fleckenstein était autrefois un fief impérial; plusieurs de ses seigneurs sont enterrés à Sturtzelbronn, ancienne abbaye, située non loin de Dambach, et qui disparut lors de la première Révolution.

Le château de Wasenbourg.

Derrière l'usine de Niederbronn s'élève une montagne, couronnée par les ruines du château de Wasenbourg, à 528 mètres au-dessus du niveau de la mer. Wasenbourg vient de Wasgau (Vosges) et de Burg (château).

Ce lieu était occupé par les Romains qui s'y étaient fortifiés pour se garantir contre les attaques des Barbares qui commençaient à envahir l'empire romain; ils y avaient construit une chapelle, dédiée à Mercure, le dieu de la contrée, ainsi que l'indique l'inscription latine suivante qu'on a retrouvée en 1580 sur le rocher :

Deo Mercurio teguliciam, compositam Severinus Satullinus Caii filius ex voto posuit lubens libero munere.

Ce qui veut dire que : « Severinus Satullinus, fils de Caïus, a élevé au dieu Mercure (cette) cabane construite en briques, pour accomplir un vœu, en témoignage de reconnaissance. »

On a trouvé en outre, non loin du château, un bas-relief de Mercure, une médaille de Constantin, la partie inférieure d'un autel brisé, dressé sous le consulat de Caracalla et de Géta, par un militaire de la huitième légion.

L'édifice actuel fut construit, présume-t-on, par la famille de Born, d'où les noms d'Ober- et Niederborn, dont on a fait Ober- et Niederbronn; vers le quinzième siècle, elle le vendit aux Lichtemberg; plus tard, il passa par héritage aux comtes de Hanau, et c'est probablement à cette époque que les Born s'installèrent à Oberbronn. Les familles qui occupèrent ensuite la château, furent un Hoffwarth de Kirchheim, les Nietheimer; ceux qui l'habitèrent en dernier lieu, furent les Gailing d'Altenheim, jusque vers la fin du dix-septième siècle.

Ce devait être une magnifique construction; la tour étonne par sa masse imposante, ses murs épais, ses pierres soigneusement taillées; on distingue très-bien la hauteur des étages, des cheminées, les fenêtres; la tour très-élevée servait de point d'observation. La large fenêtre gothique du deuxième étage est merveilleusement bien taillée; dans l'intérieur de cette fenêtre se trouvent de larges bancs de pierres qui invitent à s'asseoir et à contempler le paysage qui, comme celui du kiosque sur la montagne opposée, vous laisse voir la vallée de Niederbronn, continue en changeant plusieurs fois d'aspect jusque vers la forêt de Haguenau, au delà de laquelle on aperçoit la plaine du-Rhin, les montagnes bleuâtres de la Forêt-Noire, la flèche de la Cathédrale de Strasbourg.

Du côté nord-est, à quelques pas du château, se trouve un rocher aplati au sommet, de trente pieds de haut, plus long que large, et qui devait aussi être fortifié autrefois; les trous taillés sur les côtés prouvent que des habitations y étaient adossées.

De riches trésors sont, dit-on, enfouis dans ce château; plusieurs personnes y firent des fouilles pendant la nuit, ce qui fit croire à la présence de revenants.

Des sentiers bien ménagés contournent la montagne et conduisent, sans trop de fatigue, de Niederbronn et d'Oberbronn à cette ruine.

Le Wasenbourg est désert depuis près de trois siècles; malgré cela, il reste encore debout, conservant presque toute sa hauteur, et montrant la solidité des constructions du Moyen-Age.

Le Liebfrauenberg.

A mi-côte d'une montagne sur le penchant de laquelle est bâti en amphithéâtre le village de Gœrsdorf, on trouve les restes d'un ancien couvent, construit en 1518 par Renaud, comte de Deux-Ponts-Bitche, et dédié à Notre-Dame-du-Chêne; il était autrefois très-fréquenté comme pèlerinage. La partie la mieux conservée, est la tour de l'église sur laquelle on voit la date de 1383. On jouit à cet endroit du plus beau panorama. C'est aujourd'hui la maison de campagne de M. Boussingault; les jardins qui l'entourent sont fort beaux.

Gœrsdorf est un village très-ancien, autrefois entouré de murs dont il existe encore des traces.

Pour aller au Liebfrauenberg, on passe par Reichshoffen, puis par une belle forêt dont une partie appartient à M. le vicomte Théodore de Bussierre, l'autre à la commune de Reichshoffen; plus loin, à l'extrémité du plateau est situé le village de Frœschwiller, où se trouve le château moderne de M. de Dürckheim-Montmartin, dont les ancêtres étaient au Moyen-Age en possession de presque tous les châteaux des environs. De Frœschwiller, on descend une côte très-rapide pour arriver à Wœrth.

Ce plateau fut le théâtre d'une grande bataille gagnée par les Français commandés par le général Hoche, le 22 décembre 1793; on voit encore dans la forêt les redoutes qu'avaient élevées les Autrichiens.

L'armée de la Moselle était démoralisée, elle était composée de milices nationales nouvellement enrégimentées qu'on cherchait à opposer aux vétérans de la Prusse et aux tacticiens de l'Autriche, généraux tous formés par le Grand-Frédéric.

L'armée française commandée par le général Houchard, général peu énergique, et des généraux traîtres et ignorants, aussitôt destitués que nommés, avait été forcée de se retirer dans les environs de Thionville; elle était dans le plus complet dénûment, sans habits, sans souliers.

Le centre de l'armée ennemie tenait Landau bloquée, occupait les lignes de la Lauter, de Wissembourg, et désolait la presque totalité du Bas-Rhin; la gauche (Prussiens) fortement retranchée à Kaiserslautern, poussait ses colonnes entre la Sarre et la Moselle. Mayence était également bloquée. Les Autrichiens se fortifiaient à Niederbronn, Reichshoffen et Frœschwiller; Bitche avait failli être pris par trahison.

D'un autre côté, l'armée du Rhin, commandée par Pichegru, avait également été forcée de rétrograder, d'abandonner les lignes de Wissembourg et de se retirer à Haguenau, où son général restait dans une inaction coupable.

Hoche venait d'être nommé général de division et commandant en chef de l'armée de la Moselle.

Hoche rétablit l'ordre et la discipline dans son armée, relève le moral de ses troupes, passe par Bitche et Niederbronn avec trois divisions de l'armée de la Moselle, bat le général Notze entre Frœschwiller et Wœrth, le culbute, lui enlève les redoutes à la baïonnette. L'armée française avait fait tout cela après quatorze jours de marche dans la neige à travers de mauvais chemins. Hoche fait sa jonction avec Pichegru; quatre jours après, il bat, près de Wissembourg, les Autrichiens et les émigrés réunis aux troupes prussiennes sous les ordres du duc de Brunswick, les expulse du territoire français et débloque Landau. Hoche avait alors à peine 25 ans.

A Frœschwiller, dans un moment de chaleur, il met à l'encan les canons qui tonnaient sur son armée. Il volait devant les bataillons, et criait, avec un rire qui présageait la victoire : *A six cents livres pièce, les canons, mes camarades!* Cette saillie fait sur l'esprit français l'impression que le général Hoche en attendait : *Adjugé*, cria-t-on sur toute la ligne (elle s'avançait au redoutable pas de charge).

Les représentants du peuple Lacoste et Baudot, en décernant les récompenses aux vainqueurs, tinrent comme sacré l'engagement que le jeune général avait pris sur le champ de bataille : le troisième régiment de hussards reçut 3600 livres pour six pièces ; le quatorzième de dragons, 2400 livres pour quatre ; le deuxième bataillon du cinquante-cinquième, 2400 livres ; le quatrième bataillon du Bas-Rhin, pareille somme ; ainsi furent payées dix-huit pièces de canon sur vingt-deux qui furent prises aux Autrichiens.

Pendant la bataille, l'une des plus meurtrières dont les annales de la guerre fassent mention, Hoche fit preuve d'un remarquable sang-froid. Un boulet vient couper en deux un arbre sous lequel il était à cheval ; les branches tombent sur lui, le poids de leur chute faillit l'écraser ; tranquillement il s'en débarrasse, et, sans s'émouvoir, continue à donner ses ordres. Il n'était pas encore démêlé de cet embarras, qu'un nouveau boulet vient lui tuer son cheval entre les jambes ; ce nouvel accident est loin d'altérer son visage ; il demande en riant le cheval d'un dragon qui l'accompagnait. *Ces Messieurs*, dit-il, *voudraient me faire servir dans l'infanterie.*

TABLE DES MATIÈRES.

1

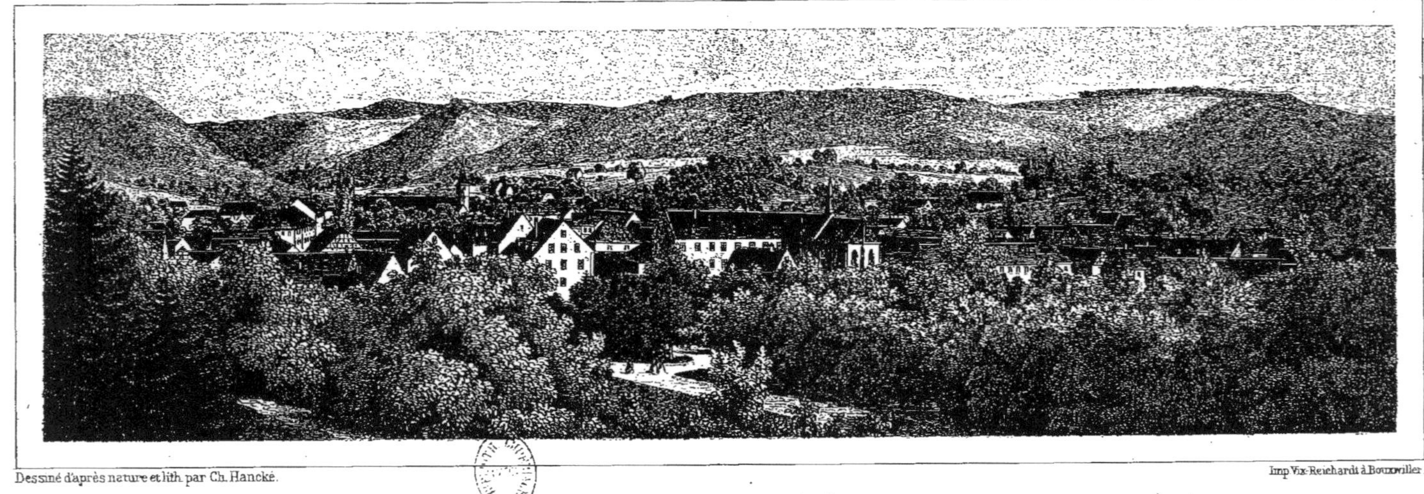

Dessiné d'après nature et lith. par Ch. Hancké.

Imp. Vix-Reichardt à Bouxwiller.

VUE GÉNÉRALE DE NIEDERBRONN
prise du Herrenberg.

1

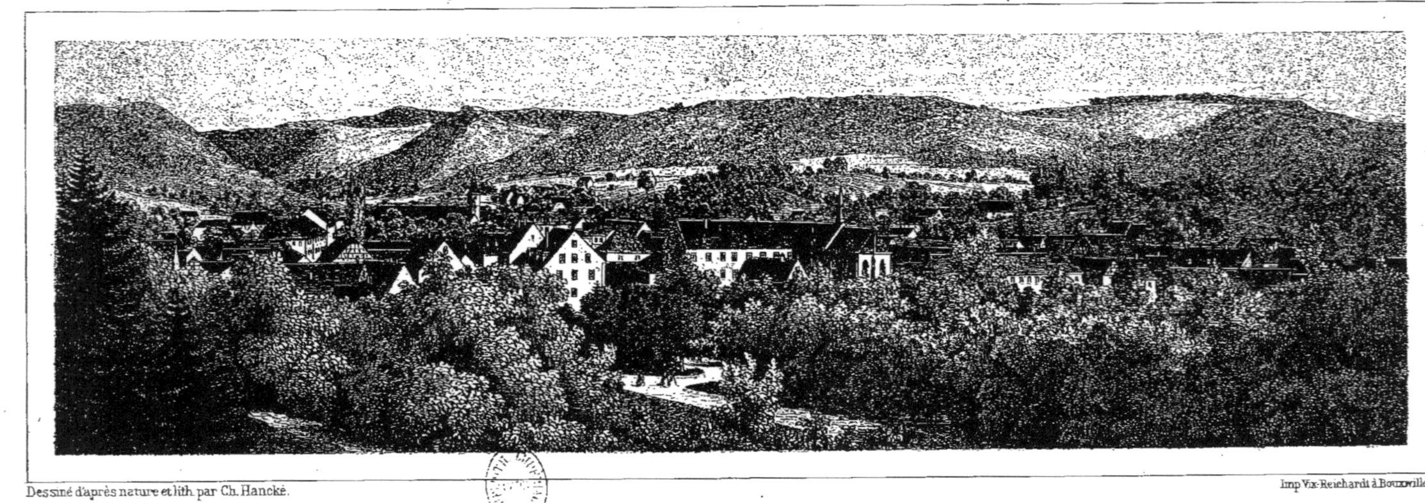

Dessiné d'après nature et lith. par Ch. Hancké.

Imp. Vix-Reichardt à Bouxwiller.

VUE GÉNÉRALE DE NIEDERBRONN
prise du Herrenberg.

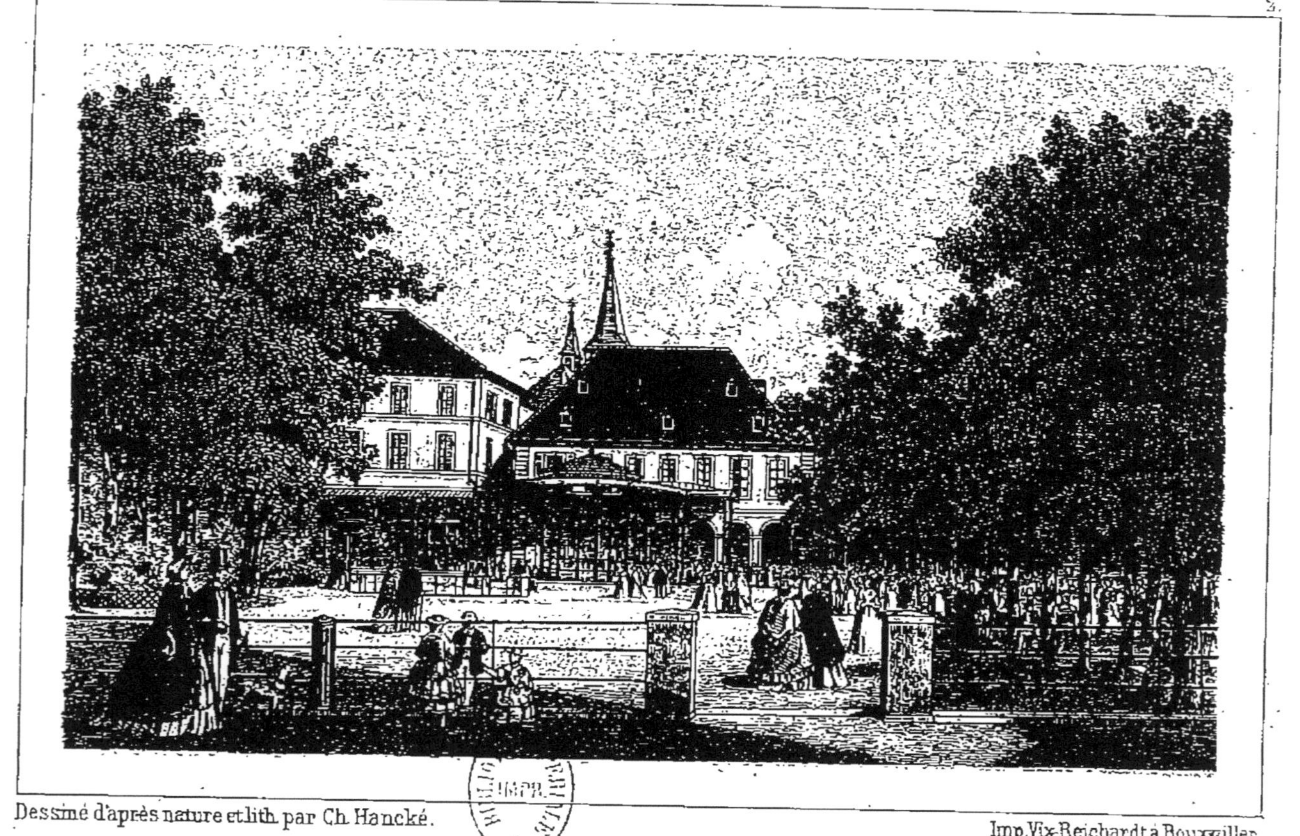

Dessiné d'après nature et lith. par Ch. Hancké.

Imp. Vix-Reichardt à Bouxwiller

PROMENADE DE LA SOURCE ET DU VAUXHALL.

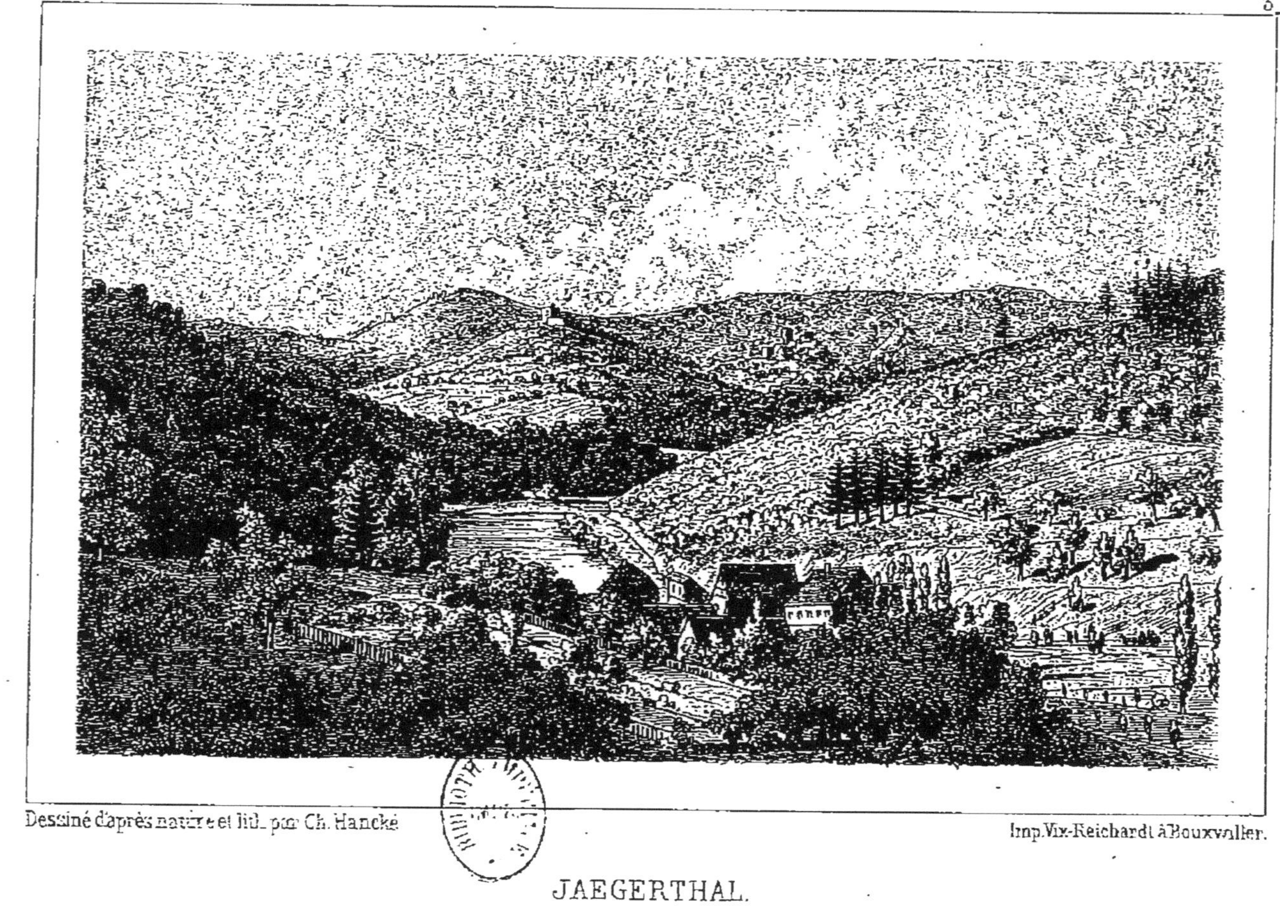

Dessiné d'après nature et lith. par Ch. Hancké

Imp. Vix-Reichardt à Bouxwiller.

JAEGERTHAL.

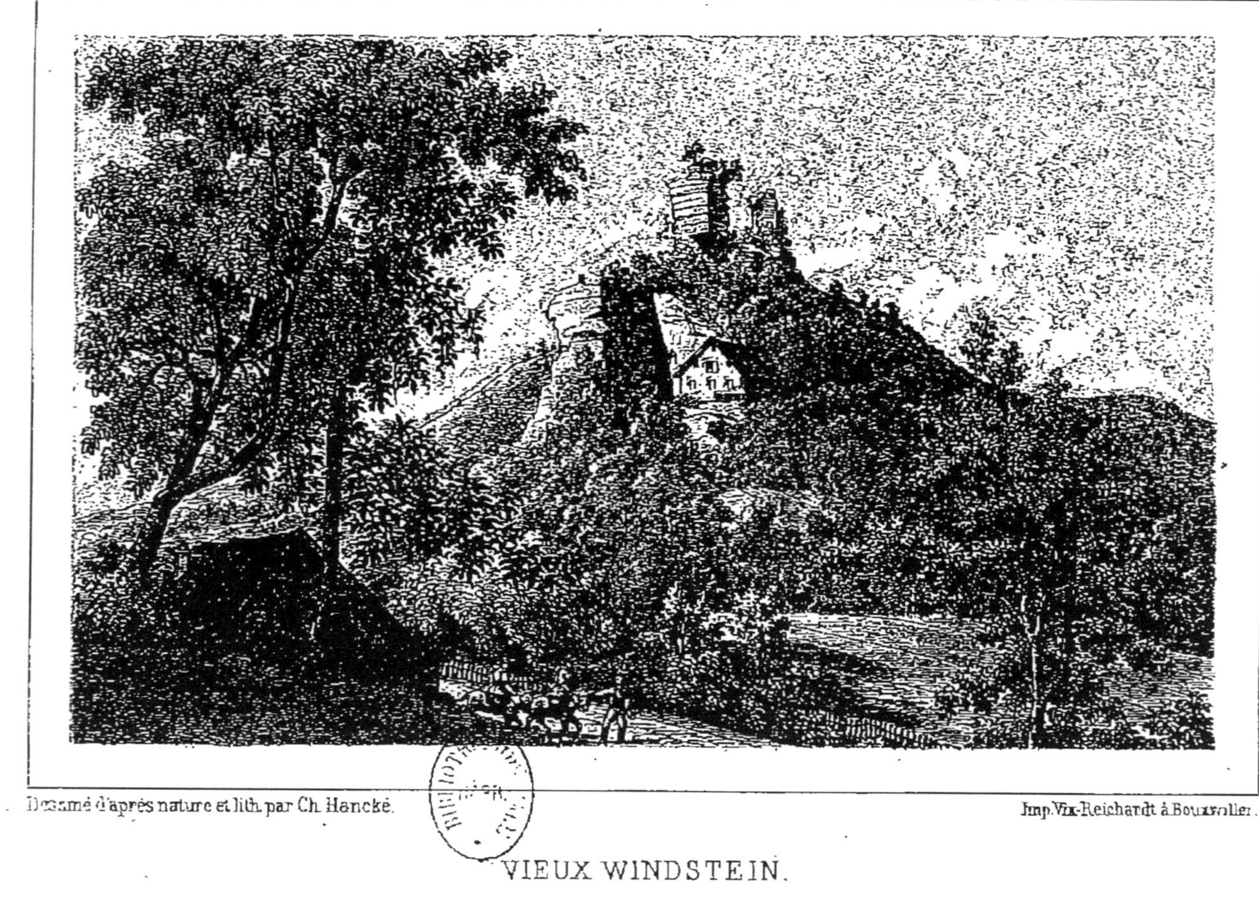

Dessiné d'après nature et lith. par Ch. Hancké. Imp. Vix-Reichardt à Bouxwiller.

VIEUX WINDSTEIN.

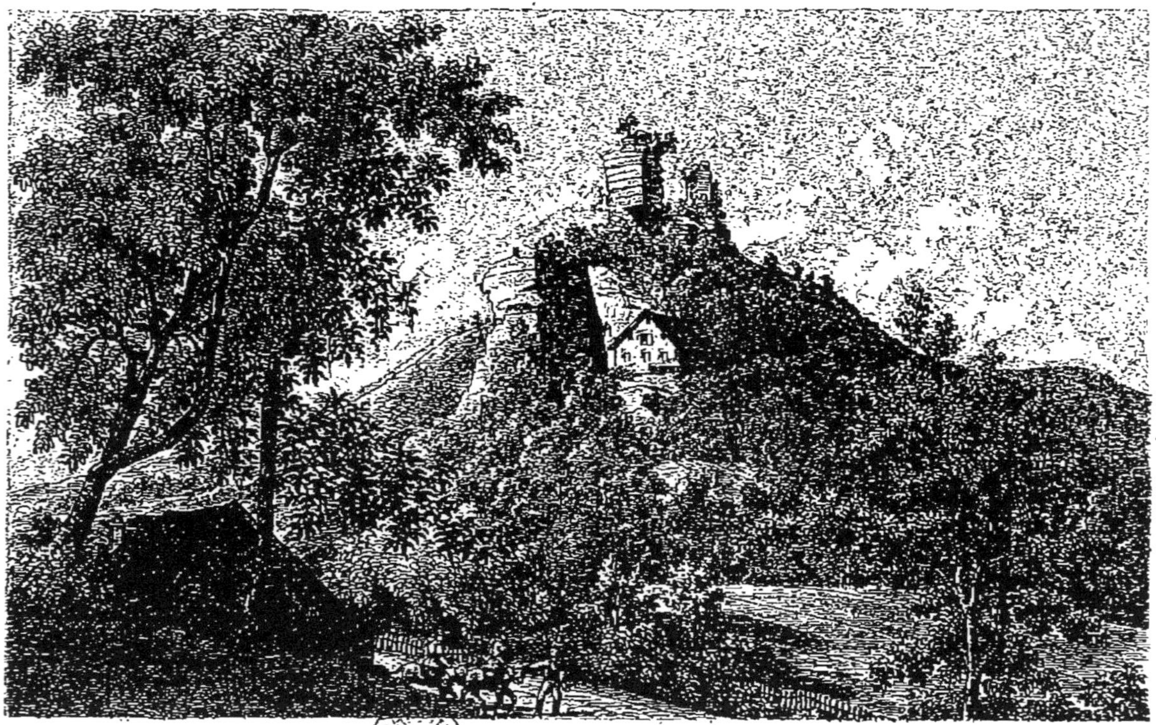

4.

Dessiné d'après nature et lith. par Ch. Hancké. Imp. Vix-Reichardt à Bouxwiller.

VIEUX WINDSTEIN.

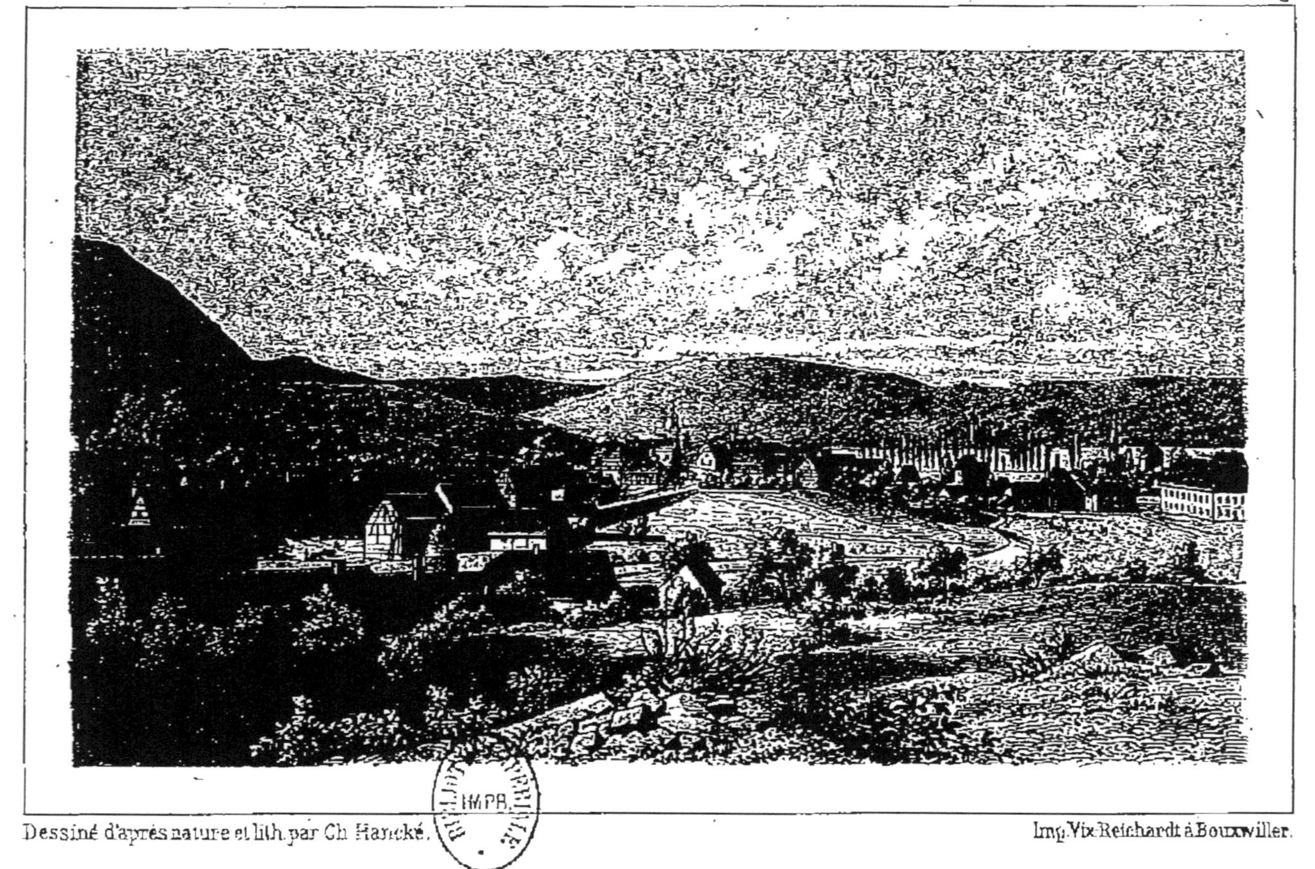

Dessiné d'après nature et lith. par Ch. Hancké. Imp. Vix Reichardt à Bouxwiller.

EAERENTHAL.

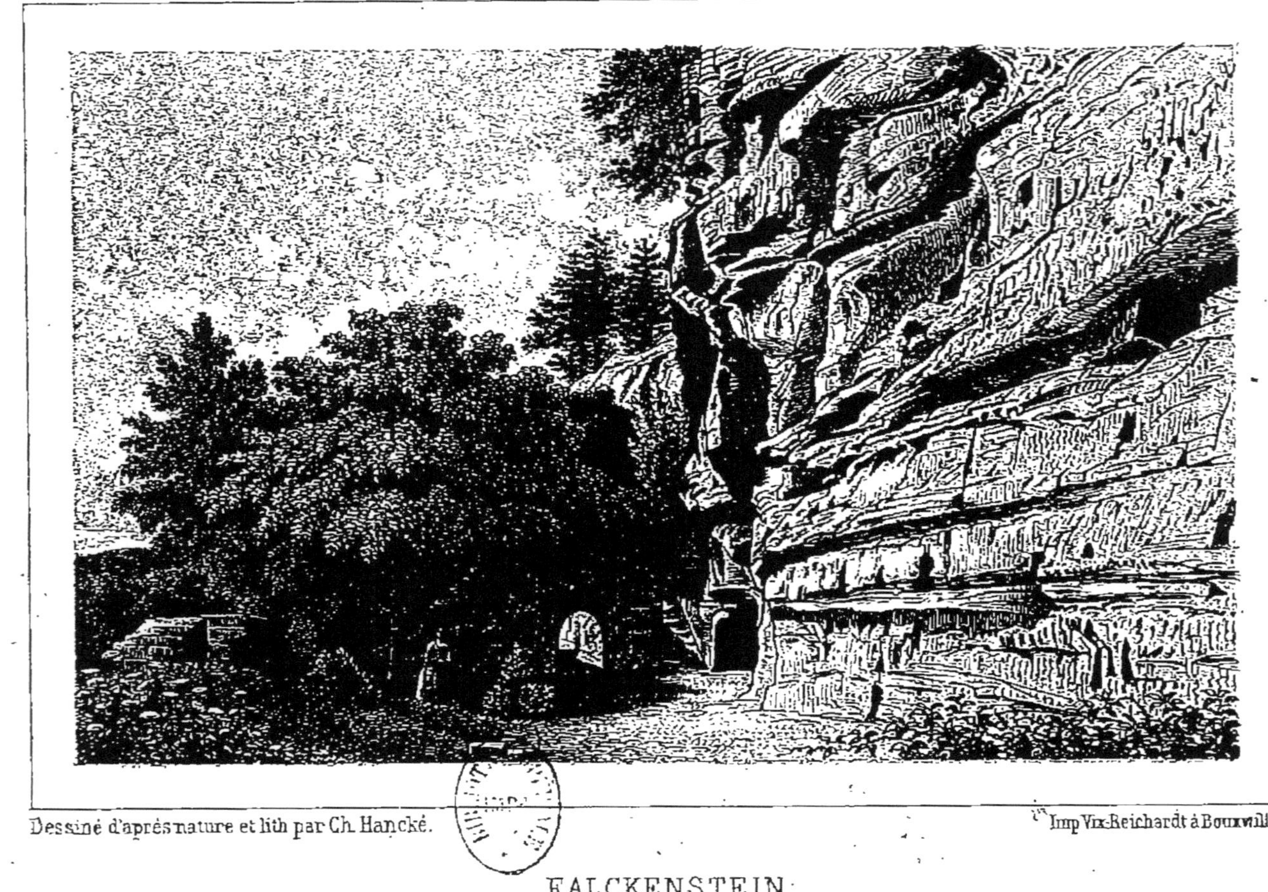

Dessiné d'après nature et lith par Ch. Hancké. Imp Vix-Reichardt à Bouxwiller.

FALCKENSTEIN.

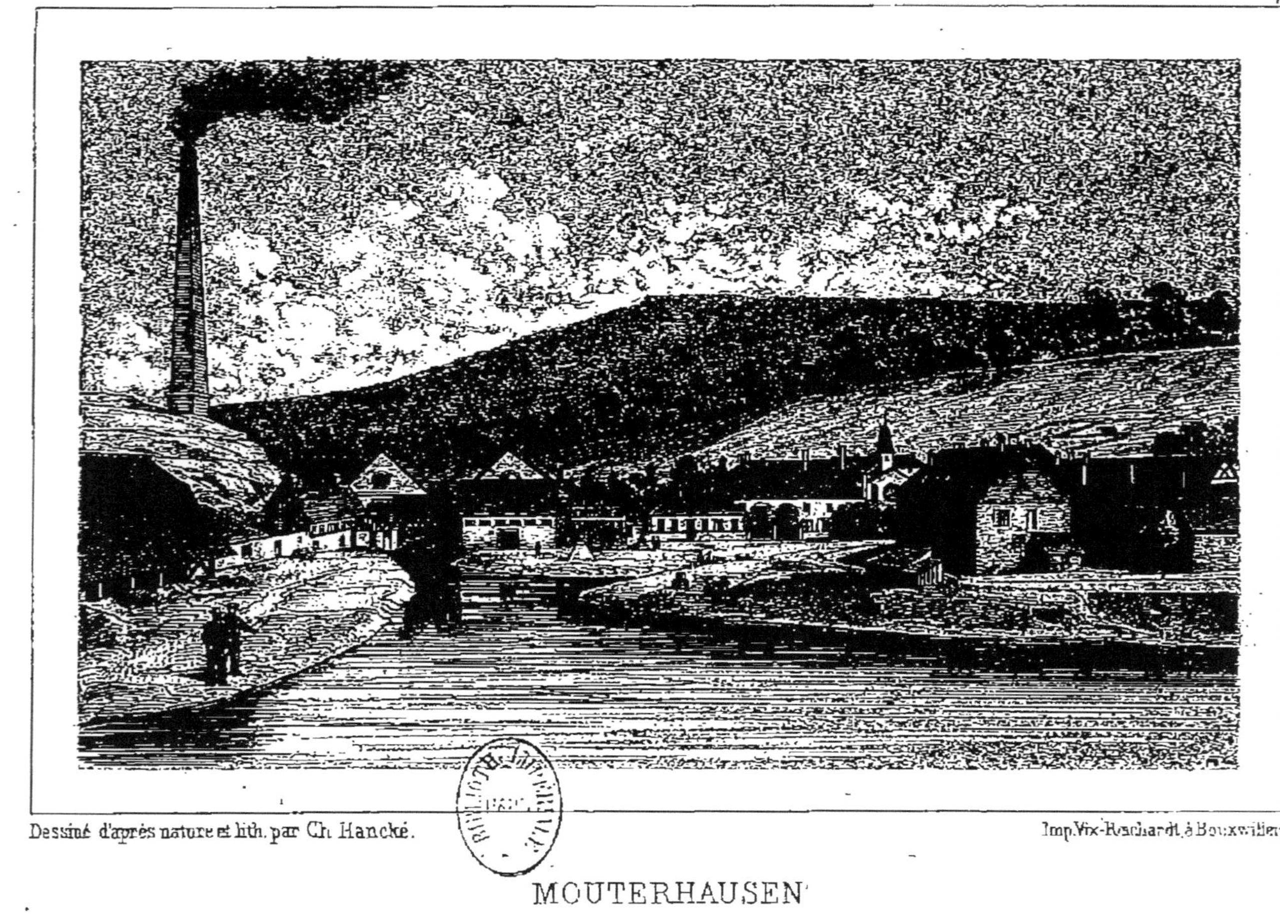

Dessiné d'après nature et lith. par Ch. Hancké. Imp. Vix-Berger-Levrault à Bouxwiller

MOUTERHAUSEN

7.

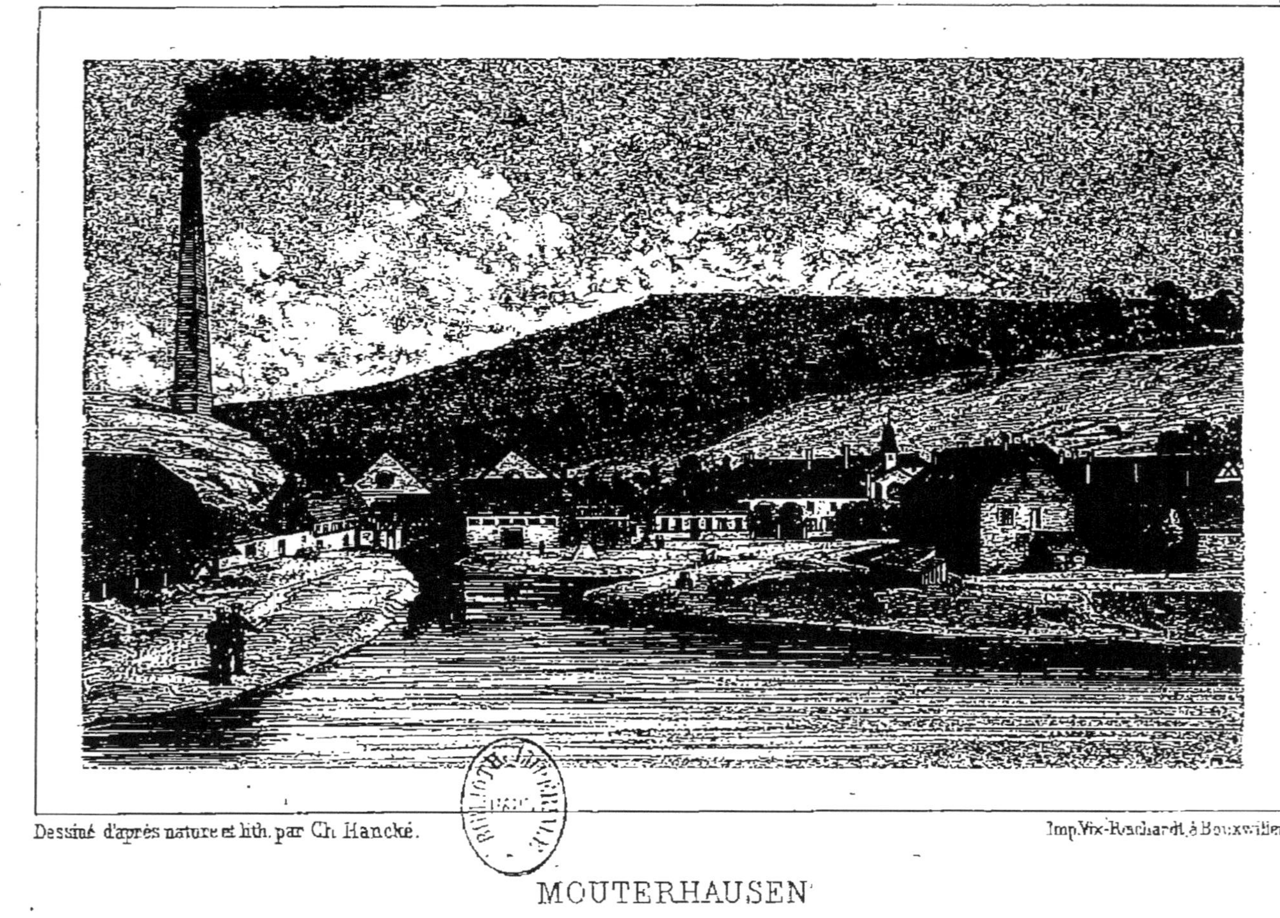

Dessiné d'après nature et lith. par Ch. Hancké. Imp. Vix-Rochardt, à Bouxwiller

MOUTERHAUSEN

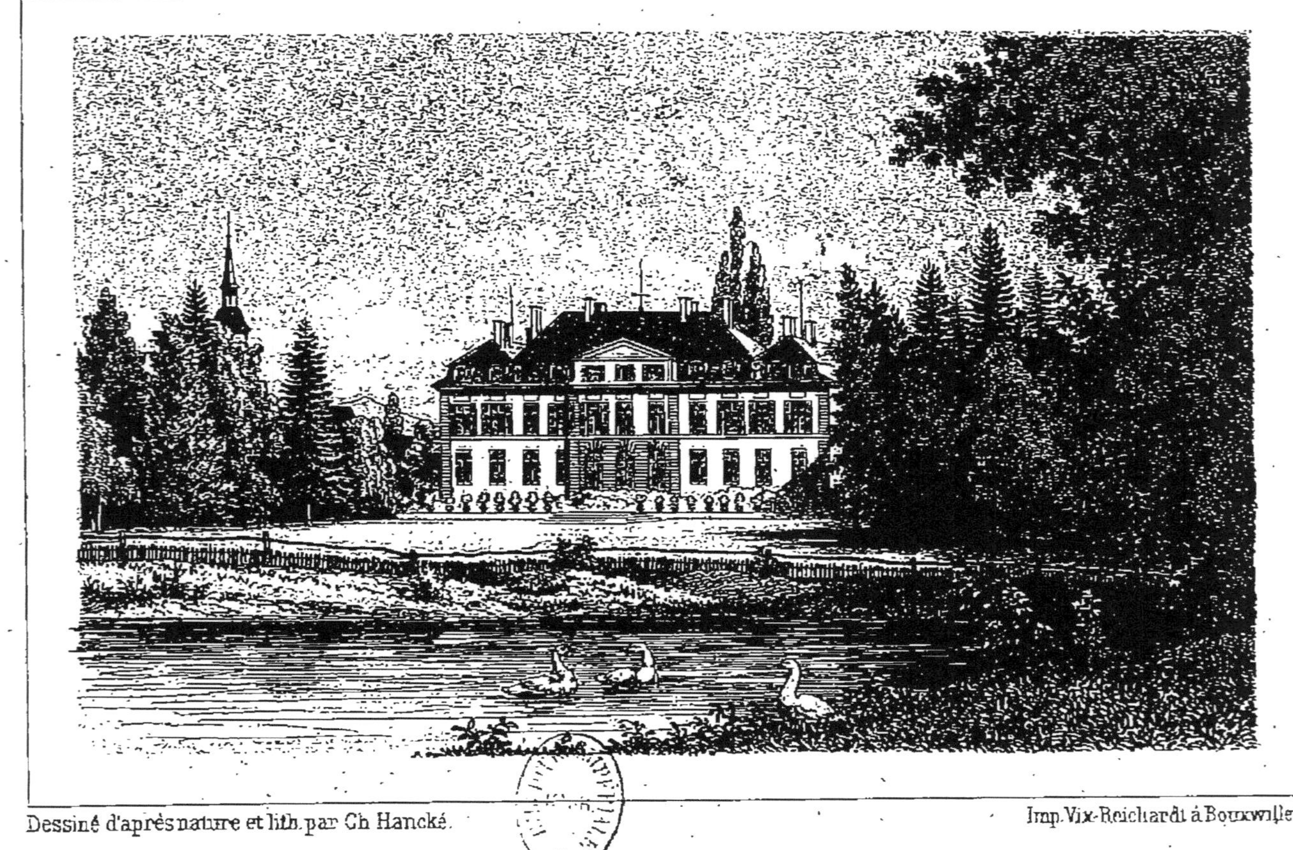

Dessiné d'après nature et lith. par Ch. Hancké. Imp. Vix-Reichardt à Bouxwiller

CHATEAU DE REICHSHOFFEN.

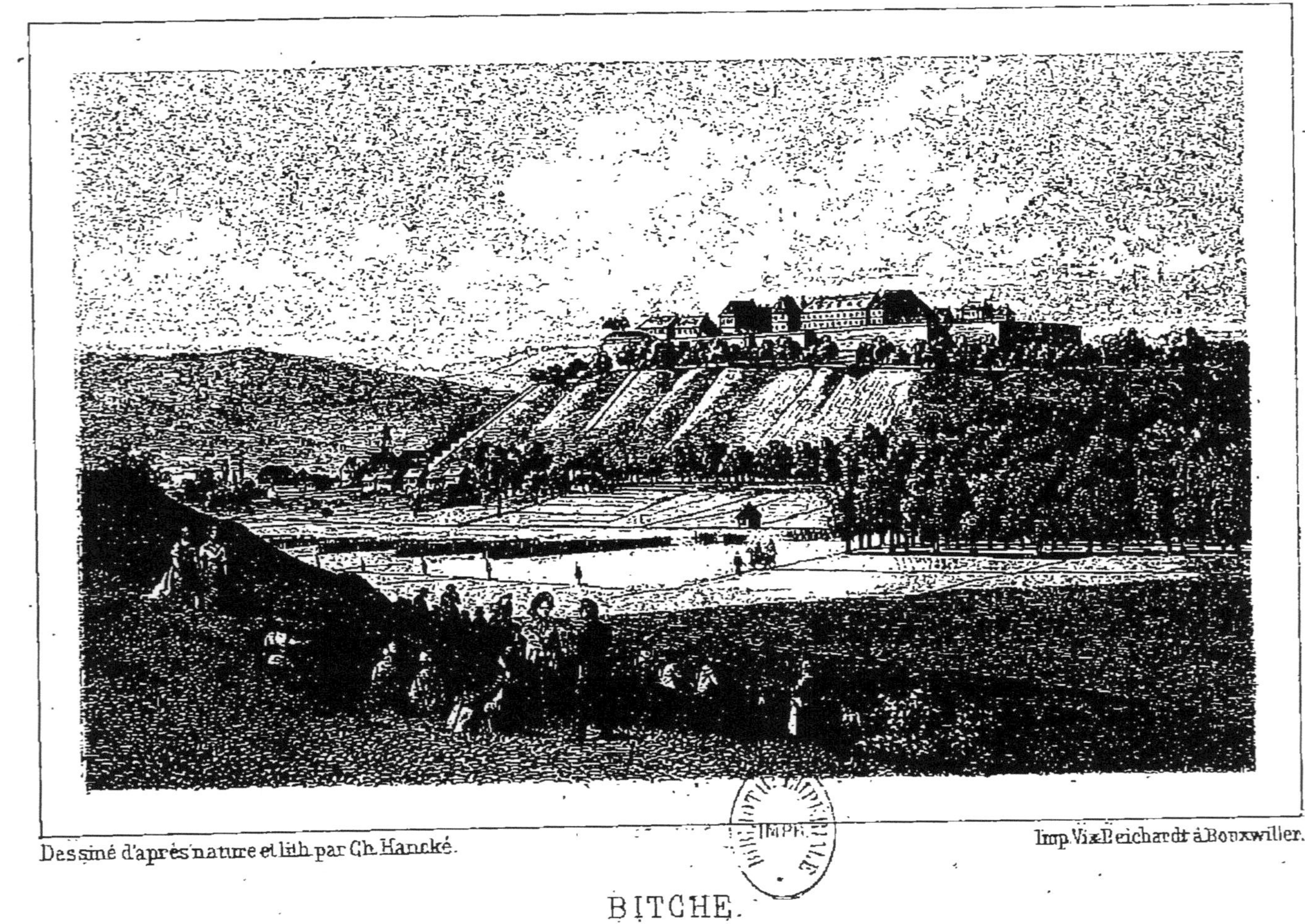

Dessiné d'après nature et lith par Ch. Hancké.

Imp. Vie Reichardt à Bouxwiller.

BITCHE.

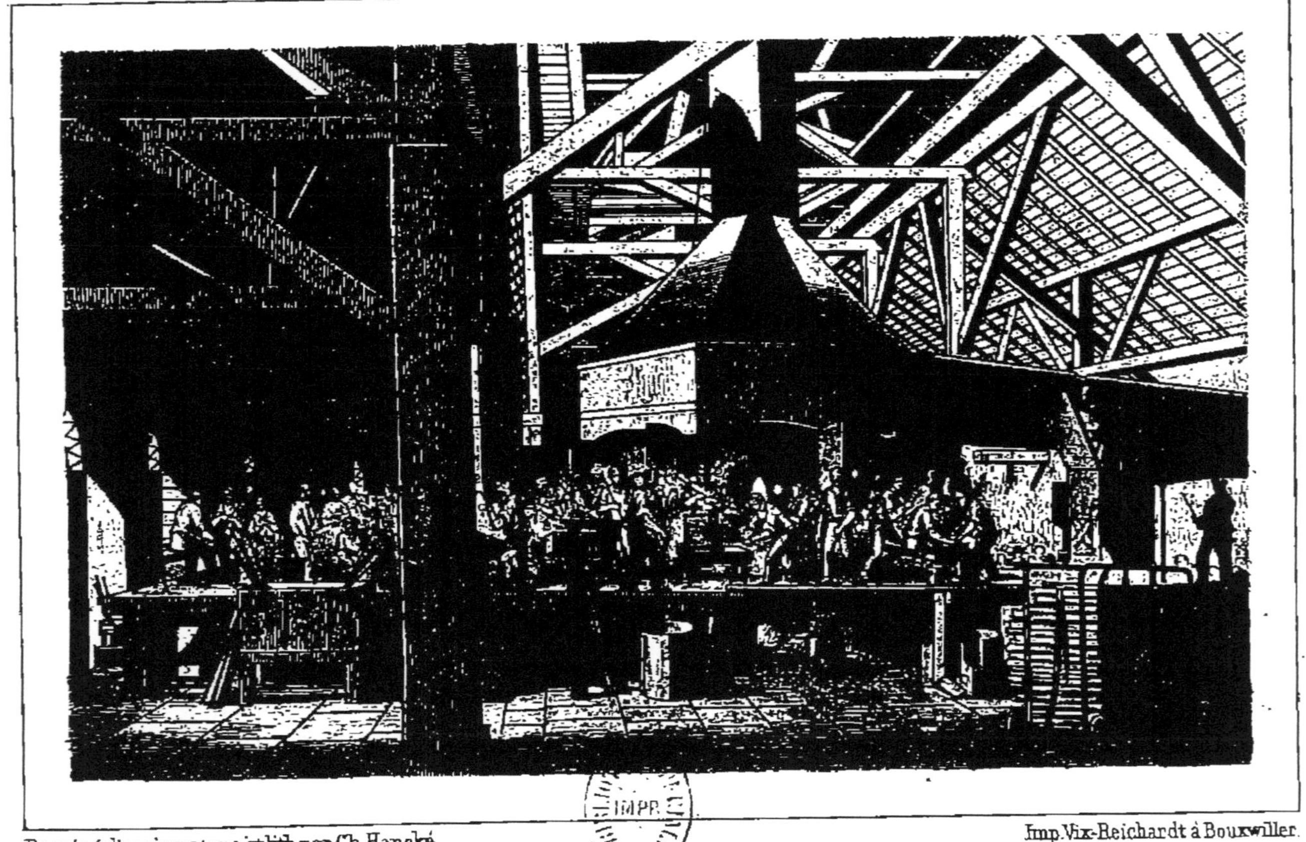

Dessiné d'après nature et lith. par Ch. Hancké.

Imp. Vix-Reichardt à Bouxwiller.

VERRERIE DE St LOUIS.

11.

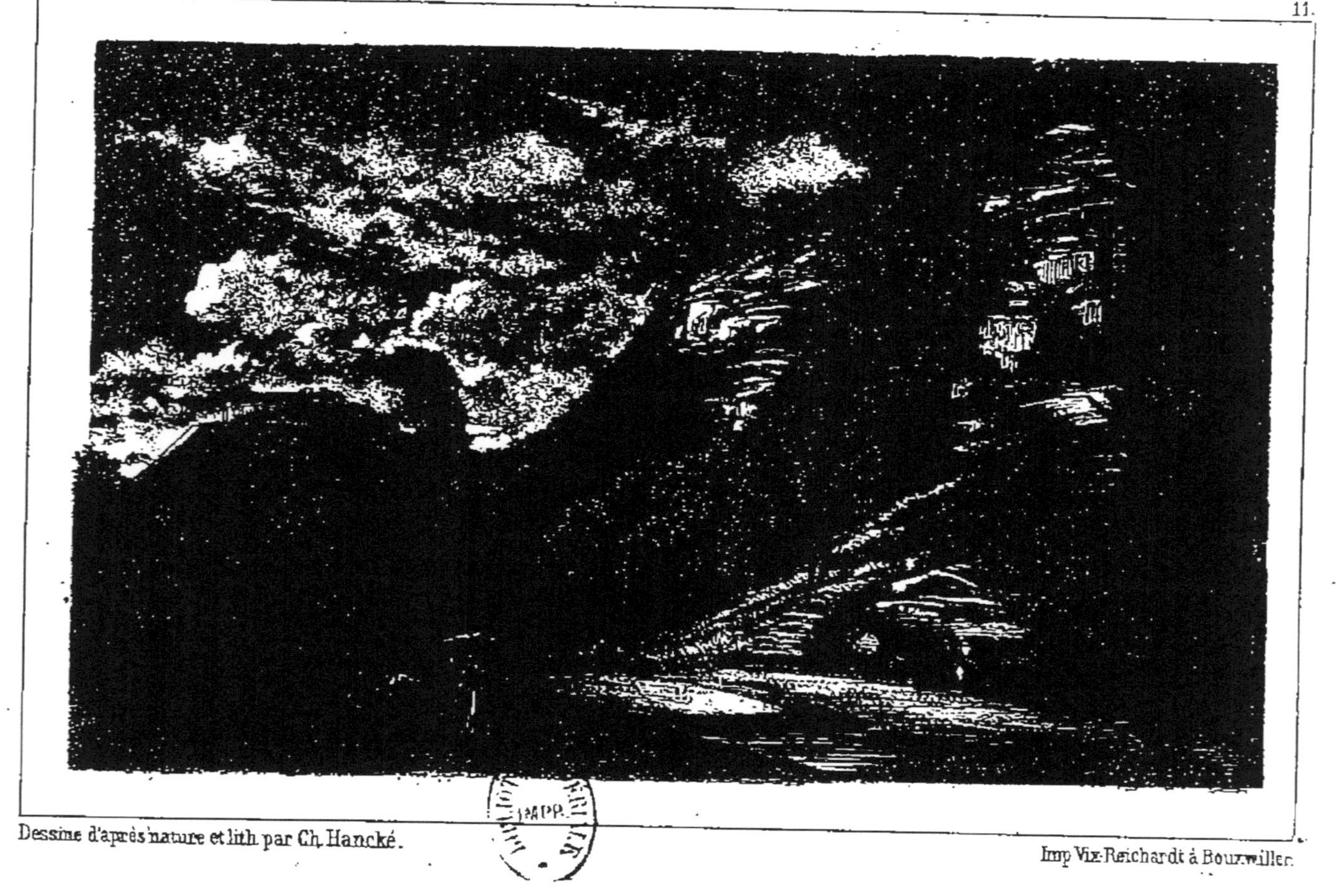

Dessiné d'après nature et lith. par Ch. Hancké.

Imp. Vix-Reichardt à Bouxwiller.

LICHTEMBERG
et Rocher dit Affenfelsen.

12.

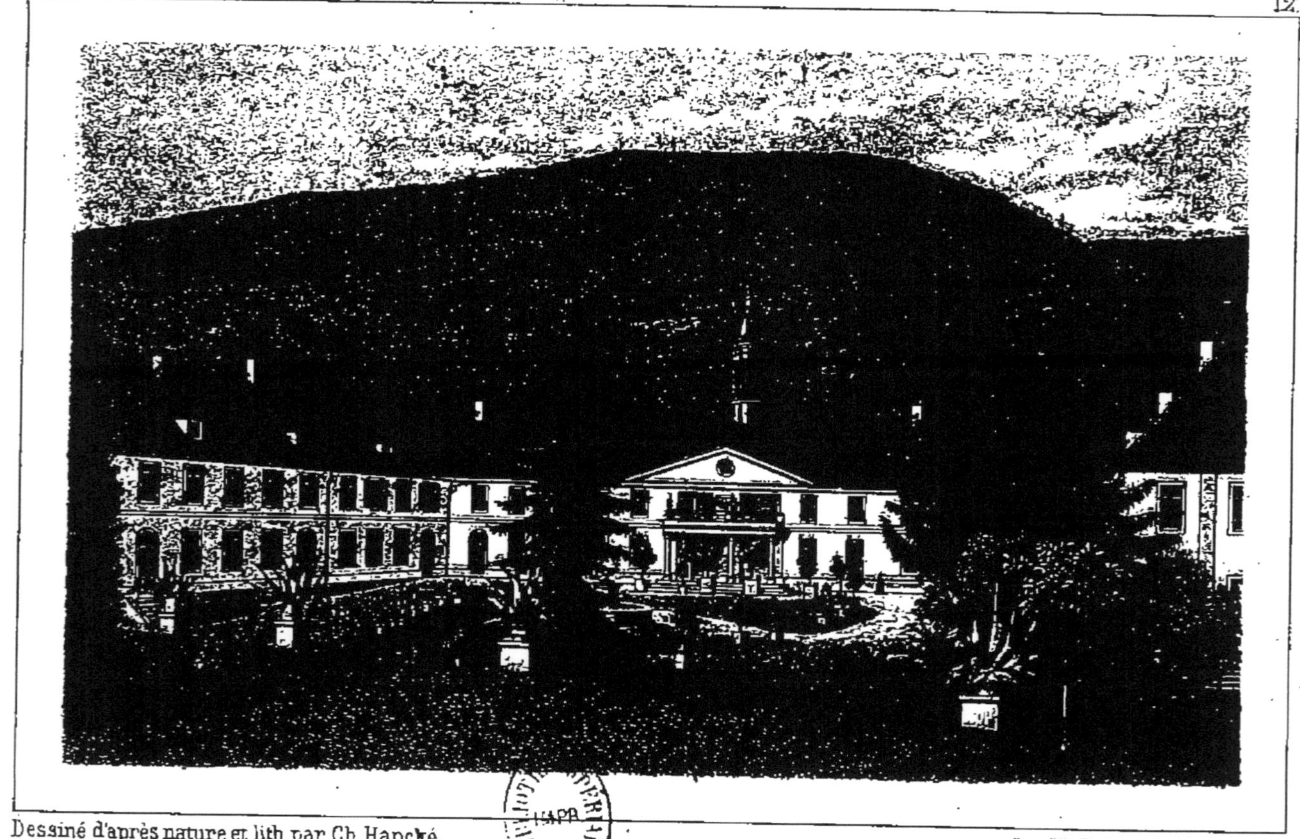

Dessiné d'après nature et lith. par Ch. Hancké. Imp. Vix-Reichardt à Bouxwiller.

COUVENT D'OBERBRONN.

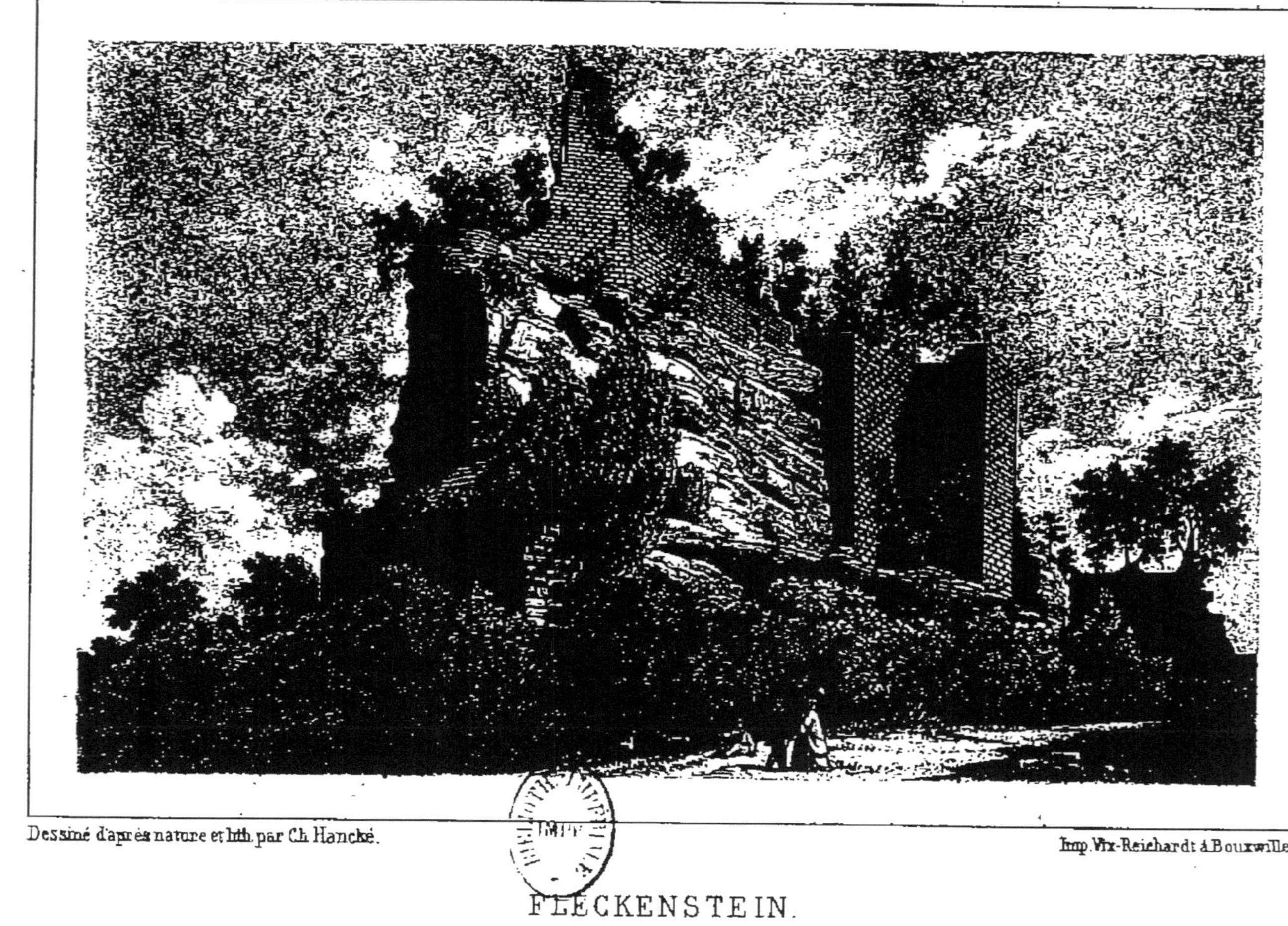

Dessiné d'après nature et lith. par Ch. Hancké.

Imp. Vix-Reichardt à Bouxwiller.

FLECKENSTEIN.

Dessiné d'après nature et lith. par Ch. Hancké

Imp. Vix-Reichardt à Bouxwiller

FORGE DE NIEDERBRONN.

Dessiné d'après nature et lith. par Ch. Hancké.

Imp. Vix-Reichardt à Bouxwiller.